健身者×運動員

呼吸訓練 全書

BREATHING
FOR WARRIORS

貝里沙・凡尼許博士 DR. BELISA VRANICH | **布萊恩・賽賓** BRIAN SABIN —— 著　　王啟安、王品淳 —— 譯

讀者須知

　　本書的目的並非教導讀者執行醫療診斷或治療。

　　本書提供的指引和策略，目的是讓讀者認識目前可行的程序以及執行方式。呼吸失調患者的個體差異很大，每個人適合的治療方法都不一樣。因此，讀者根據此書內容做出的診斷或治療，恕我無法保證有效，也無法負責。

中軸穩定，四肢發力之外，談呼吸這件事

怪獸肌力及體能訓練中心總教練　何立安

「中軸穩定，四肢發力」是一句我們在教授重量訓練的時候常用的指導語，這句話背後的意義在於，人是少數站起來的脊椎動物，直立的脊椎骨具有高度的不穩定性，如果想要舉起大的體外重量，訓練者必須先穩住自己的脊椎骨，否則當神經系統偵測到脊椎骨在負重過程可能會產生不穩定時，人體會因為自我保護機制而自動鎖住關節活動度，並且降低力量輸出，這會造成反射性的僵硬和無力，致使訓練者無法舉起大重量。我們看過許多健身參與者，因為不知道呼吸與力量的關係，導致在訓練中無法舉起該舉起的重量，這大幅度限制了訓練所能帶來的進步和效益。

穩定中軸最常見的做法是利用呼吸法，透過訓練有素的呼吸技巧，可以讓軀幹在用力的瞬間變成一個剛體結構，如此可以保護脊椎骨，讓脊椎的安全性通過了人體的自動警戒系統的檢驗，後續的動作就可以發出強大的力量。所以我們可以這麼說，沒有呼吸法，就沒有大重量訓練。

在大重量訓練的領域裡，大多只是把呼吸法當成負重技術的一部分，訓練者透過長期的練習，學會在不同負重姿勢、不同用力節奏以及不同的移動方式裡，利用呼吸法製造軀幹的剛性，而這大概是呼吸這件事在重量訓練領域裡主要被提及的地方。但是，呼吸對於人體的影響絕不僅僅如此。在《健身者、運動員呼吸訓練全書》裡，作者詳細闡述了呼吸這件事情的複雜度，及其

對人體的姿勢、力量、能量消耗甚至衛生保健的重要性，簡單來講，呼吸，這件人類終其一生都必須持續不斷的事情，其實早就從許多不同的角度影響著我們的每一天。

　　舉例來說，有些人受到媒體的影響，崇尚平坦的小腹或纖細的腰圍，所以整天刻意縮著小腹，在不知不覺中將原本順暢且高效率的呼吸方式改成緊繃、受限且低效率的呼吸方式；也有些人因為日常生活中的姿勢習慣不良，大量或躺或坐的時間改變了身體的呼吸方式，日常生活中也經常感覺到疲累或腰酸背痛，這些現象都顯示，許多現代人的呼吸習慣和模式早已是失調的了。

　　這是一個顯著但又隱晦的問題，顯著的地方在於，呼吸對人的影響其實遍及生活的各種面向，許多常見的問題如肌肉代償、關節僵硬、疲勞或體力不濟，其實都可能是因為失調的呼吸習慣所造成。而隱晦的地方在於，呼吸在許多人的心裡是一個理所當然的東西，既不覺得有可能變壞，當然也不覺得有刻意訓練呼吸的必要。即便感到身體容易僵硬、疲倦或無力，人們往往也不會聯想到可能是呼吸出了問題。

　　呼吸法的訓練，其實就是呼吸肌群的訓練，其中包含了人體用力過程最重要的一條肌肉：橫膈膜，沒錯，橫膈膜是肌肉，跟身體其他的肌肉一樣，可以透過肌力訓練提高肌力和耐力，偏偏人很不容易感知自己的橫隔膜正在做什麼，這也就是為什麼許多人呼吸失調長達數年甚至數十年之久卻不自知，每天受到低效率呼吸的拖累，卻不知道問題發生在軀幹深層的一群肌肉裡。

　　作者在書中提供了呼吸品質檢測的方式，透過簡單的皮尺測量，就可以輕易觀察到一個人的呼吸是否已經處於低效率的習慣之中，接著透過分門別類的方式，詳細說明了日常生活和各種運動當中的呼吸應該如何訓練。這對於從未思考過這些問題的人來說，絕對是一個大開眼界的

過程，如果可以按照書中提供的訓練方式進行實作，甚至可能會是一個改變一生的學習經驗。

呼吸，是技術中的技術，是功夫中的功夫，是讓人取得訓練能力的訓練，失調的呼吸方式讓任何訓練的效率都打了折扣，而優異的呼吸方式不但讓人時時神清氣爽，更能增益運動訓練的各種功效。呼吸能力不必等到每週固定上健身房的時間才開始訓練，學會了呼吸的鍛鍊方式，一天當中的每一時每一刻，每一種姿勢每一種動作，都可以變成練習並強化高效呼吸方式的過程，進而提升人體運動表現。呼吸訓練，好似果樹上最低垂的果實，忽視了十分可惜，如果您未曾想過這些問題，建議您花一點時間理解並學習呼吸這件事，相信會有意想不到的收穫。

疲勞恢復、促進運動表現的呼吸訓練

台北市立大學 運動器材科技研究所所長　何維華博士

　　呼吸訓練的技巧在運動科學領域裡，橫跨了運動生理、運動力學及運動心理的範疇。呼吸訓練不但能夠促進運動表現，更能使運動疲勞恢復，過去在運動科學輔助參加過四屆奧運的射擊選手林怡君、東京奧運舉重金牌郭婞淳，實證了呼吸訓練在瞄準性和力量型選手皆扮演著重要的角色。

　　很榮幸個人由選手、教練、教授至運動科學家的角色蛻變，推薦給大家這本給《健身者、運動員呼吸訓練全書》，期待您讀完此書，能與我共同實現以精準運動科學、高科技融合，在奧運的舞台上以運動科學結合競技訓練的策略「為成功找方法」。

呼吸是能量的鑰匙，是啟動身體的關鍵

台北市綜合格鬥協會副理事長　黃育仁

　　作為一個格鬥家，經歷了長時間的訓練與比賽，這幾年我重新認識也理解呼吸的重要性：正確的、聰明的呼吸，不只能用來提升自我表現，也能反過來用呼吸的原則去觀察對手狀況、尋找可以反制與進攻的空隙。

　　但是自己對於呼吸的運用與想法一直都很零碎而片段，很多細節與實際效果其實還沒有辦法很清楚的整理並傳達給自己的選手們與學生們，直到看了《健身者、運動員呼吸訓練全書》，才真的有茅塞頓開的暢快感，並對作者們所下的苦心大為折服：他們博覽典籍，研究並整理出許多關於呼吸的原則，從生物力學、生理學、醫學、運動科學、動作模式等，從眾多領域萃取出精華，並且將這些原則與方法運用在各種動作上，鉅細靡遺的告訴讀者如何正確的運用呼吸啟動身體、提升運動表現，打破大家對於呼吸的錯誤迷思，並讓你在耐力、肌力、精準度、恢復、大腦與內在方面，都能找到提升能力的實作方法。

　　對任何想要更了解自己身體、想要更健康、提升運動表現的人，這是一本絕對值得細細品讀與學習的寶庫，好好花時間精讀完這本書，絕對會是一個回報極高的投資！

「本書的呼吸法絕對是現代健身、運動表現和健康三者革命的最佳參考書籍！當初我還是個菜鳥新兵，試著要完成體能測試時，這本書在哪裡？」——戴夫‧格羅斯曼中校（Lt. Col. Dave Grossman），多本暢銷書籍作者

「運動最重要的目標之一就是發揮你的最大潛能。頂尖教練明白這件事，而他們從運動表現極佳的環境中學習，為普羅大眾汲取出其中關鍵的行為。F1賽車等類型的人類表現不僅僅是娛樂，那是人類的實驗場。你正拿著實驗手冊。任何可能都去試試看吧。」——凱莉‧史達蕾特博士（Dr. Kelly Starrett），物理治療博士、暢銷書《靈活如豹》作者

「貝里沙博士為運動員解說呼吸有多麼重要。無論你是職業運動員還是業餘愛好者，也不論你運動的年資有多長，你都能向她學習如何透過呼吸增強肌力與耐力。」——茱莉安那‧馬拉卡恩（Juliana Malacarne），健美運動員及奧林匹亞女子形體比賽四度獲獎選手

「貝里沙博士在呼吸方面的學識令人嘆為觀止。我非常敬佩她將複雜的肺部知識變得有趣且實用。肺部健康對於身體、情緒和心理健康而言至關重要。」——萊爾德‧漢彌爾頓（Laird Hamilton），美國巨浪衝浪手

「這本書敲響了警鐘。大多時候，健康問題的來源都不是你設想的身體部位。如果你想要身體健康、減少疼痛，運動時

更有力量，這本書是非常實用的指南，讀者能從中學習。」──亞當・伯恩斯坦（Adam Bornstein），紐約時報暢銷書作者、《男性健康》（*Men's Health*）雜誌訓練編輯

「節奏呼吸法讓我重振了跑步事業，開發我真正的潛能。無論你是跑者、舉重選手，或者你從事其他任何運動，本書的練習都能讓你發揮最大潛能。」──巴德・柯維茲（Budd Coates），暢銷書作者、四度獲得奧運鐵人三項參賽資格之選手

「超過十年以來，在我所指導的活動度練習中，以呼吸取代訓練的每組次數和時間能造成最關鍵的改變。觀察自己在呼吸效率提高的時候，移動方式和身體感受改善了多少。這本書為你打開了一扇門。」──喬・德法蘭柯（Joe DeFranco），美國美式足球聯盟、美國職業棒球大聯盟及美國職業籃球聯賽選手之肌力與體能教練、終極格鬥冠軍賽選手、奧運及美國國家大學第一級別運動員

「張力是肌力訓練的關鍵，而正確的呼吸是創造張力的重要一環。正確呼吸看似簡單又自然而然，但其實難以說明。賽賓和凡尼許用心良苦，為人們講解如何移動、舉重和表現得更好。」──丹・約翰（Dan John），舉重及投擲教練、高地運動會比賽選手、數本舉重和健康相關暢銷書作者

「呼吸在近年來是最熱門的搜索詞之一，而許多錯誤資訊也相繼而來。在這本書中完美說明了呼吸的重要性，並帶給讀者實用的建議，讓人們能在自己的訓練中嘗試。」──麥可・羅伯森（Mike

Robertson），頂尖運動表現教練、Indianapolis Fitness and Sports Training（I-FAST）健身中心共同負責人，該中心為《男性健康》（*Men's Health*）雜誌所列全美最佳健身中心前十名之一

「在充斥著呼吸及力學相關科學研究的世界裡，本書不只是一本教你『如何做到』的書，而是讓你相信自己『可以做到』。貝里沙博士和布萊恩非常專業地為所有的教練和運動員打造了呼吸參考指南。所有人在閱讀大量健康及訓練文獻之前都應該先看過這本書。」——雪倫‧A‧莫斯科維茲（Sharon A. Moskowitz），美國國家輪椅橄欖球隊肌力與體能教練

致謝

acknowledgment

本書的內容無法盡善盡美，但希望能帶領大家認識呼吸的機制、生物化學、以及心理學的層面，以達到最好的健身與健康效果。和醫學、健康、健身等領域的書籍一樣，本書的主要架構也盡可能集合各種領域的知識，把有限的知識發揮到極致。

健身界和科學界的前輩為本書內容的慷慨付出，實在令我非常感動。我希望自己有正確解讀他們的知識，也希望這本書能啟發其他作者繼續寫作，把自己的寶貴知識奉獻給呼吸科學、呼吸生理學、或呼吸實作等相關領域。

聖馬丁出版社（St. Martin's Press）的丹尼耶拉·拉普（Daniela Rapp）和約翰·卡爾勒（John Karle），以及 Foundry Literary + Media 的彼得·麥桂肯（Peter McGuigan）、凱莉·卡祖斯基（Kelly Karczuski）、瑞奇·肯恩（Richie Kern）、麥可·那杜羅（Michael Nardullo）、以及莎拉·迪諾布雷嘉（Sara DeNobrega），謝謝你們一直支持我寫作本書，能和你們合作實在是我的榮幸。

尚恩·西森（Sean Hyson）：你的回饋和建議從沒讓我失望過。傑森·傅洛吉亞（Jason Ferruggia）與珍·傅洛吉亞（Jen Ferruggia）：很開心你們在洛杉磯的家庭中給我最大的支持與鼓勵。馬庫斯·科瓦爾（Marcus Kowal）和米舒·艾德（Mishel Eder）：你們從一開始就一直陪著我，我永遠感謝你們，也不會忘記你們的支持。史考特·曼恩（Scott Mann）：謝謝你和我分享你的任務、家庭和朋友。蒂娜·安潔洛蒂（Tina Angelotti）：謝謝妳讓我愛上大重量訓練，也非常感謝妳對本書內容的指導和回饋。史提夫·卡迪安（Steve Kardian）：如果沒有你，我的前一本書和這本書絕對都沒辦法寫得「令人滿意」。賈拉德·皮爾

斯（Jarard Pearce）：你的韌性啟發了我，而且你靠著自己的力量，成為紐西蘭呼吸訓練界的一盞明燈，讓我印象極為深刻。The Breathing Hub 的克蕾爾·庫倫（Clare Cullen）以及 Breathe Beautifully 的克利斯托·赫南德茲（Crystal Hernandez）：你們把從我這邊學到的東西發揚光大，真的很了不起。

史黛芬妮·馬拉恩戈（Stephanie Marango）：我們的友誼無價，你給我的見解也無比珍貴。吉爾·米勒（Jill Miller）是我的解剖學詩人，謝謝你總是傾聽我的意見，也會給我許多建議與溫暖。德西蕾·格魯伯（Desiree Gruber），謝謝你真正理解並相信呼吸的力量。拉爾夫·波金（Ralph Potkin）醫師與尤基尼亞·波金（Eugenia Potkin）：我愛死你們了，真的很感謝你們的支持與鼓勵。珍·威德史托姆（Jen Widerstrom）與漢克·威德史托姆（Hank Widerstrom）：你們在我寫書的過程中扮演重要角色，謝謝你們的參與。我的好朋友艾利森·可汗（Alyson Khan）：謝謝你始終是我的忠實好友。我要感謝的人非常多，但即使只能提到名字，我還是要感謝亨利·艾金斯（Henry Atkins）、莫妮卡·佳基（Monica Jaggi）、凱特琳·米邱（Caitlin Mitchell）、以及吉米·羅培茲（Jimmy Lopez）。即使可能是廢話，但我還是要說，如果沒有 Casey Altman Design Inc 設計公司辛勤且仔細的付出，就不可能會有這本書。

貝莉莎·夫拉尼西（Belisa Vranich）博士

　　我之所以會對呼吸有興趣，或許該感謝中學時期得了氣喘。我以前跟正確的呼吸法其實並不太熟，但最近幾年有越來越認識彼此的趨勢。

　　我也必須感謝跑步這項運動，因為我學到跑步時，有時候可以通過一些看似無法克服的障礙。而以人生的角度來看，就是我們能夠克服一些持續很久的身體狀況。

　　好啦要開始認真感謝了。首先我要感謝貝莉莎，謝謝妳相信我，並願意和我合作撰寫這本書。我也要感謝彼得・麥桂肯以及 Foundry Media 的團隊，謝謝你們對這本書的貢獻。

　　我也非常感謝所有的教練、運動員、研究員，謝謝你們詳細為我們解答了許多疑惑。謝謝麥克・波羅伊（Mike Boyle）、傑西・伯迪克（Jesse Burdick）、巴德・柯慈（Budd Coates）、傑・康薩維（Jay Consalvi）、格雷・庫克（Gray Cook）、艾瑞克・克雷希（Eric Cressey）、傑克・丹尼爾（Jack Daniels）、喬・迪法蘭柯（Joe DeFranco）、東尼・簡特柯爾（Tony Gentilcore）、黛博拉・格拉罕（Deborah Graham）博士、戴夫・格羅斯曼（Dave Grossman）中校、麥克・伊斯拉特（Mike Israetel）、喬伊・傑米森（Joel Jamieson）、迪娜・卡司特爾（Deena Kastor）、莎拉・拉札爾（Sara Lazar）博士、丹尼爾・利伯曼（Daniel Lieberman）博士、米區・羅麥克斯（Mitch Lomax）博士、瑪麗・麥瑟里（Mary Massery）、雪倫・莫斯可維茲（Sharon Moskowitz）、C・J・墨菲（C. J. Murphy）、湯姆・麥爾（Tom Myers）、皮亞・尼爾森（Pia Nilsson）、馬克・銳普托（Mark Rippetoe）、喬伊・喜德曼（Joel Seedman）、西岸槓鈴（Westside Barbell）的路易・西蒙斯（Louie Simmons）和戴夫・格洛夫斯（Dave Groves）、瑪格瑞特・史密斯（Margaret Smith）、吉姆・史密斯（Jim Smith）、以及帕維爾・塔索林（Pavel Tsatsouline）。

　　我也要特別感謝傑羅姆・鄧普西（Jerome Dempsey）博士、麥可・羅伯森（Mike Robertson）、丹・約翰（Dan John）、溫・霍夫（Wim Hof）、榕・湖魯斯卡（Ron Hruska）、麥克・尼爾森（Mike T. Nelson）、吉爾・米勒（Jill Miller）、蘇・法爾松（Sue Falson）、艾利森・庫克（Alyson Cook）、以及布萊恩・麥肯錫（Brian Mackenzie），謝謝你們貢獻了寶貴的知識與時間。

　　我也要感謝已退休的美國海豹部隊指揮官馬克・迪凡（Mark Divine），你提出的「444呼吸法」改變了我的人生。我也要感謝馬克・穆斯（Mark W. Muesse），謝謝你與我分享深層冥想練習的法門。

　　感謝Sonima的克莉絲蒂娜・格雅恩斯（Cristina Goyanes）、亞曼達・簡克・杰德金（Amanda Junker Jedeikin）、以及桑妮雅・瓊斯（Sonia Jones），謝謝你們讓我有機會探索各種故事，讓我得以寫成這本書。感謝彼特・伊古斯苦（Pete Egoscue）和布萊恩・布萊德利（Brian Bradley），謝謝你們提供這麼多有趣且令人驚喜的對話。

　　我也非感謝我的事業夥伴亞當・伯恩斯坦（Adam Bornstein）和喬丹・伯恩斯坦（Jordan Bornstein），謝謝你們在我寫書的過程中，給我各種支持與鼓勵。謝謝瑞琪爾・迪佛（Richelle Devoe）把Pen Name Consulting打造成如此溫暖的大家庭。

　　最重要的是，我必須感謝我太太娜塔莉（Natalie）和我們的女兒派普（Piper）與瑞絲（Reese）。你們忍受了很多沒有爸爸的週末，因為我必須窩在咖啡廳和圖書館寫書。我真的很愛妳們，妳們是我力量的泉源、也是我生命的支柱。

　　最後，感謝各位讀者的閱讀。

布萊恩・沙賓（Brian Sabin）

Contents

這本書會改變一切，但這不是一本會讓人心情愉悅的心靈雞湯。雖然呼吸（breathing）這件事可以非常神祕、美麗、超脫世俗，不過這些不同的呼吸面向與這本書無關。

這本書是要解釋一個系統，針對如運動員的特殊運動需求、現場救難人員的執勤等，教導這些戰士們如何以力學角度而言，最理想的方式來呼吸。學到為什麼要這樣呼吸，還有如何以對身體構造出健康的方式呼吸，進而學習到強化呼吸肌肉的方法。這個方法帶來的轉變除了增強耐力、肌力和動作精準度以外，還能讓神經系統更穩定，從根本提升你的情緒健康。

我們因為站在他人的肩膀上，才能學到一切的知識。這個系統發展自通氣（ventilation）、呼吸（respiration）和呼吸練習專家的知識，在歷史上，或是以不同角度來看，這些觀點都有各自的一席之地。我的參考資料並不是絕對詳盡，相反而言，只是想要提供一個新典範的起點，思考運動及運動表現中的呼吸，也期待能讓它成為新的科學及理論。呼吸可以分成三大領域：呼吸誘發的出神冥想（如整體自療呼吸練習）、呼吸（在細胞層面發生，與二氧化碳有關）、機械通氣。這本書要探討的是呼吸（通氣）的方法、肌肉和姿勢。

以下是這本書中所運用的一些原則，啟發自俄羅斯特種作戰首席講師弗烈德米爾・維索里夫（Vladimir Vasiliev）在《讓每一次呼吸…俄羅斯呼吸大師的祕密》（*Let Every Breath... Secrets of the Russian Breath Masters*）一書中所教授的七大原則。就和弗烈德米爾・維索里夫一樣，我相信這些原則可以用在「生命中清醒的每一瞬間」，還有戰士們在運動或復原時該如何呼吸。

1. **結構一致原則**：這個原則是指以生物力學上健康的方式（身體結構一致）呼吸。要達成這個目標，你必須檢視自己的動作位置（LOM）和活動範圍（ROM）。動作位置必須在身體中心，是橫隔的所在位置，也是肺部最大的區域。活動範圍測量的是胸腹呼吸靈活度，在醫學上稱為「胸部位移」。從動作位置和活動範圍兩項測量中，可以得出你的呼吸智商（Breathing IQ, B-IQ）。

2. **呼吸智商原則**：透過實用的系統評定你的呼吸方法（結構一致）才知道要如何改善。總結許多醫學文獻而言，使用主要呼吸肌肉（橫隔、肋間肌、腹肌／斜肌）會影響你的整體健康狀況，包括疼痛治療、血壓、消化及背部健康、運動表現與壽命。

3. **動作完整度原則**：呼吸是最基本的動作，也是其他任何複雜動作模式的基礎，所有的動作都必須奠基於呼吸。如果呼吸處於結構一致的狀態，就能讓動作（無論是跳舞還是只想撿支筆）完整。運動整合（靈活穩定的動作）必須有控制得宜的呼吸才能進行。

4. **心理學與呼吸原則**：談到吸氣和吐氣時，必須考慮到心理學方面的因素。呼吸和情緒是雙向的，你的心情會影響你的呼吸，而反之亦然。若你對會影響呼吸的心理學因素有所意識，即是邁向改變的一大步。這些因素包含：

    (1) 我們的身體對環境的反應，尤其是在科技及長期壓力充斥的狀況下（姿勢和腹部繃緊）。

    (2) 對於自己的身體（身高或體重）有負面想法。

    (3) 對於呼吸系統有迷思和錯誤認知。

    (4) 有產生戰鬥、逃跑、僵住反應的經驗。

5. **失憶橫膈原則**：在舉重時，好的腹部繃緊動作能確保背部的安全。但如果生活中的每時每刻都繃緊腹部，會對你的身心健康造成危害。腹部繃緊、肌肉僵硬、把（情緒和肌肉的）感受吞下去等，都會影響到呼吸的正確方法。不幸的是，這會導致橫膈無法使用或是橫膈失憶症。在這樣的狀況下，身體別無選擇，只能使用輔助的頸部及肩膀肌肉，由垂直方向或是在身體上半部呼吸。這些症狀看似與呼吸無關，通常不會發現是身體中心出了問題。

6. **完美三角原則**：生物力學上，健康的呼吸是由骨盆底、橫膈，還有兩者之間的連結構成，而這個連結由腰大肌負責。這些肌肉建構了消化、脊椎和泌尿生殖系統。好的呼吸能支持健康的器官、讓身體有更好的平衡重心，還能使腸和脊椎更健康。若改變一個人失調的呼吸方式，讓橫膈重返主要呼吸肌肉的王座，就能在健康和運動表現方面看見驚人成效。橫膈由下而上支撐肺部和心臟，往下則是下背部、消化器官和骨盆底。這個健康習慣的改變無與倫比，帶來的回饋會不斷增強——你以前是那樣呼吸，而你的身體想要這樣呼吸。

7. **解毒原則**：身體的主要解毒器官是肝和腎，而主要解毒肌肉是橫膈。橫膈在身體中心擴張和收縮時，能促進循環、消化及淋巴活動。

8. **卜派原則**：我們從卜派橡木桶般的胸膛無法得知他是否力氣很大，但可以知道他的餘氣很多。當一個人年紀漸長，吐氣（身體和胸廓收縮）的效率和肌力十分重要。如果發生鈣化的情形，吐氣會受到影響，身體會留住更多餘氣，並產生空氣飢餓（air hunger）的狀況，而空氣飢餓是當今在醫院和診所最常被誤解或

輕忽的症狀之一。

9. **呼吸重新訓練教育原則**：進行腹式呼吸是學習環狀橫膈呼吸法（以胸腹呼吸靈活度為衡量標準）的第一步。要拆解錯誤的呼吸習慣（如腹部繃緊）並重新學習呼吸力學，需要各種感官上的指示及良好的教學指導。否則，若只是下達充滿迷思和誤解的「深呼吸」指令，可能會毫無效果或只能帶來短期改變。這個原則因為有著上述的教學與動覺因素，能立即使人平靜。

10. **效率原則**：若以符合力學的方式進行橫膈呼吸（水平呼吸），會比垂直或在身體上半部呼吸更有效率，因為在一次呼吸中能有更多空氣進出身體。如果身體在結構一致的狀態下呼吸，呼吸模式和速度會變得更自然，更能達到呼吸平衡。

11. **十磅原則**：正確的呼吸肌肉重量超過十磅。呼吸肌肉訓練不足時，就會感到疲勞。運動科學已經證實呼吸肌肉的訓練可以延後疲勞出現。強壯的呼吸肌肉代表更多的「燃料」、更好的耐力及調控能力（與有氧運動訓練到心臟不同）。

12. **主動恢復原則**：唯有在訓練中包含主動恢復的情況下，才能達成再生、適應、巔峰表現。呼吸練習和冥想是恢復過程中不可或缺的一部分。

13. **精神狀態控制原則**：呼吸連結了心靈和身體，可以調控整個人的狀態。呼吸能淨化心靈，也能使人有活力或是平靜下來。控制神經系統和壓力的關鍵在於你使用哪個部位呼吸。如果要有效治療壓力和心理健康，必須儘早處理呼吸問題。

14. **機器原則**：「機器」指的就是你的身體。照顧好身體，身體也會照顧你。確保你的頭部和髖部都在正確位置，還有身體中心的靈活度足夠。主動且強壯的呼吸肌肉能讓你吸氣和吐氣更加

順暢，除此之外，還能讓你保持挺直、平衡、不易受傷。

我們的任務是要讓呼吸生物力學和呼吸肌肉肌力成為臨床評估程序和運動表現提升方法的一部分。

糟糕的呼吸生物力學就和抽菸、久坐不動、肥胖、壓力和心理健康問題一樣，都是公共衛生問題。呼吸生物力學的問題並非無關痛癢[1]，相反而言，解決這方面的問題能減輕如帕金森氏症及多發性硬化症等疾病導致的疼痛和壓力影響，而這些疾病是被生物化學研究學家羅伯‧沃夫（Robb Wolf）稱之為海嘯的神經退化性疾病[2]。若在健康評估中加入呼吸智商（動作位置／活動範圍）和改善呼吸的標準化練習，能大大降低照護的成本，並提升照護的品質與效果。

如果你有遵照上述原則並實際練習，在讀到本書結尾時，下列問題你應該可以回答「是」：

- 你的呼吸方式是否符合生物力學、結構一致？
- 你的呼吸方式是否能同時供給能量並解毒？
- 你的呼吸方式是否讓你能掌控自己的精神狀態？並非只是在交感和副交感神經的光譜兩端跳躍（你從平靜到驚慌的精神狀態），而是於光譜上所有位置（如警醒、警戒或平靜等）自由移動？
- 你的呼吸方式是否能維持你的心理狀態、進入心流的能力、每天恢復及再生的能力？

1　節錄自喬瑟夫‧艾格（Joseph Eger）1972 年 5 月 15 日於《紐約時報》（*The New York Times*）所發表之「傾聽共鳴」（Listening to the Vibes）。

2　羅伯‧沃夫所述，2018 年 6 月 5 日。

好的呼吸　VS.　壞的呼吸

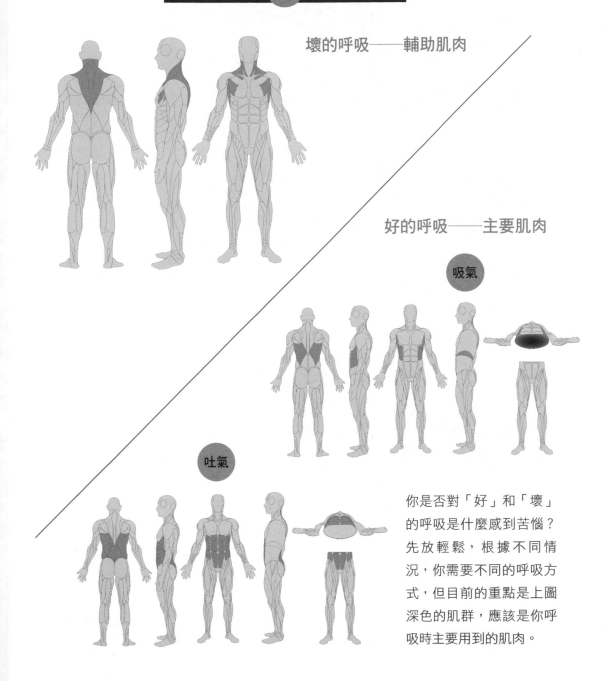

壞的呼吸——輔助肌肉

好的呼吸——主要肌肉

吸氣

吐氣

你是否對「好」和「壞」的呼吸是什麼感到苦惱？先放輕鬆，根據不同情況，你需要不同的呼吸方式，但目前的重點是上圖深色的肌群，應該是你呼吸時主要用到的肌肉。

第一章

呼吸之火

提升表現的新典範

Breathing Fire:
A New Paradigm
For Better Performance

你的呼吸方式是否有提升你的穩定度和動作完整度，且讓你不易於受傷？

無論你是專業運動員還是業餘運動員，疲勞都是你最大的敵人。問題不在於你的「動力不足」，也不是你「不夠渴望」。問題是你的能量耗盡，喘不過氣。散步的時候，你不會注意到你的呼吸，但問題一旦發生，你就不得不注意到它了。你知道這描述的就是你的狀況，你經歷過這種事。你身處困境之中，用力呼吸，但還是吸不到足夠的空氣。接下來，你就會開始懷疑自己。你試圖擺脫這個狀況，但很快的會發現你不是在追求勝利，只是希望能完成比賽，保有一絲尊嚴。

喬治・巴頓將軍（Gen. George Patton）和美國美式足球聯盟傳奇教練凡斯・倫巴迪（Vince Lombardi）都曾說過，「疲勞把我們每個人變

成懦夫」。他們都知道，無論你多有才華、多渴望勝利、為了這一刻訓練了多久，只要你很疲勞、喘不過氣，一切就完了。

　　針對這種情況，大多數人的對策都是有氧訓練，但要解決能量耗盡的問題，你必須強化你的呼吸肌肉。我會教你如何訓練這些肌肉，好好探索和利用身體裡儲存能量的地方。

察覺疲勞

　　科學研究顯示，訓練呼吸肌肉確實可以帶來更好的運動表現。通常而言，喘不過氣的感覺都和呼吸肌肉疲勞有關。「察覺疲勞」就是感受疲勞感，但這個感覺稍縱即逝，很多人回頭檢視時會很生氣，因為其實只需要幾秒鐘就能恢復。

　　你可能想問，呼吸可不可以就「只是呼吸」？呼吸練習能不能不要以訓練方式進行？接下來你會知道，這是行不通的。本書的呼吸肌肉練習會讓你流汗、抽筋、精疲力竭（因應生長需要，你的肌肉會超負荷），而你幾乎是立刻就可以發現，自己在跑步、游泳或只是訓練組間恢復時，耐力有所提升。

> 「大部分的人都覺得身體呼吸的整個區域都很神祕，也不知道呼吸如何運作、呼吸會如何回應運動，為什麼這些回應會隨著運動強度不同而有所改變，或是肺部如何回應訓練。」──艾莉森・麥克威爾（Alison McConnell），《呼吸強健，表現更好》（*Breathe Strong, Perform Better*）作者

呼吸肌肉

你的身體裡面大約有十磅正處於休息狀態的呼吸肌肉。意思是說，它們沒有被好好訓練過。你做有氧運動的時候，不會訓練到這些肌肉。你的肺部在困難的課堂上非常忙碌，但你真的有「訓練」到它嗎？沒有，你在使用這些呼吸肌肉，但你並沒有在訓練它們。為什麼呢？要訓練肌肉，你得讓它精疲力竭，而要做到這個程度，你必須在運動以外單獨訓練呼吸肌肉。如果你沒有分開訓練吸氣及吐氣的呼吸肌肉，你就無法馬力全開。忽視呼吸的重要，就跟眼前擺著錢卻沒有發現一樣。

如果你的呼吸肌肉很強壯，在進行難度較高的運動時，你可以輕鬆地呼吸、運動更久，整體感受也會比較輕鬆，手臂和腿部燃燒殆盡或沉重的感覺會來得比較慢。甚至，你可以從困難且需要傾盡全力的運動中恢復得更快。要是你忽略這些呼吸肌肉，就好像去健身房不做任何重量，把所有時間花在前臂彎舉上。

我們已經彙整了科學研究、歷史和大部分的常見問題，訪問了此領域的頂尖學者、特種作戰相關人員、武術家、運動界的名人及全世界的訓練專家，將無趣的學術文章轉化成實用建議。我們要談羅馬戰士，談為什麼要保持野蠻，還有談你正在做的蠢事、及聰明人才會做的事。

> "
> 肺部組織就像海綿蛋糕一樣，有如血管、葉子紋路般的網狀氣管分布。不過很少有人注意到把空氣帶入細小粉紅氣囊（肺泡）以交換氧氣和二氧化碳的蒸氣活塞和引擎。肺泡的網狀分布十分美麗、複雜又精緻，但它沒辦法為自己提供動力。肺部是不會動的矩形海綿，無法獨立運作，但它的周圍有如堡壘一般的肌肉基礎建設。在每一次吸氣和吐氣背後，都有完整有力的肌肉結構在運作。
> "

請你這樣做

　　試著當一個實驗家。呼吸訓練能延後身體感覺到疲勞的時間，讓手臂和腿部的肌肉不再沉重或有燃燒感。開始訓練之前，建議你用一個項目記錄你目前的耐力，如跑步時長、划行距離，或總是會開始「感覺不順利」的時間。

> "
> 想像有六百桶的桶裝水排在你面前。呼吸肌肉每天的工作就是把 3000 加侖（或是 11,000 公升）的空氣從你身體移進移出。
> "

運動科學：這世界怎麼還沒跟上？

　　如果你在打開這本書之前，從來沒有認真想過呼吸這件事，這不是你的錯。對於呼吸還有呼吸在運動和健身方面的潛力，運動科學還在努力趕上研究的腳步。

　　目前檢查肌力與調控訓練的驗證機構所發行的書目之中，幾乎都沒有深度談論到呼吸，大多只是把呼吸與生理學上的呼吸放進心血管發展的章節，並將呼吸和心率掛勾，如此而已。這樣的省略化可以歸咎於一連串的迷思與誤解，其中最嚴重之一就是認定呼吸無法訓練。在二十年前，大家都相信這個說法，然而後來大量研究發現呼吸的運作是運動的限制因素之一，當呼吸肌肉變強壯時，呼吸的運作也會變得順暢（限制減少）。

　　少數學術期刊已經證實訓練呼吸肌肉會帶來更好的運動表現，包括《運動科學與醫學期刊》（*Journal of Sports Science and Medicine*）、

《歐洲應用心理學期刊》（*European Journal of Applied Psychology*）及
《英國運動科學期刊》（*British Journal of Sports Medicine*）。如艾莉
森·麥克威爾（Mc Connell）和米區·羅麥克斯（Mitch Lomax）等運
動呼吸專家與數百位單車、游泳、跑步和登山運動員合作，出版如「適
應耐力訓練並減少呼吸頻率」（*Adaptation of Endurance Training with a
Reduced Breathing Frequency*）和「吸氣肌訓練、海拔高度和動脈氧氣
飽和度下降：初步調查」（*Inspiratory muscle training, altitude, and
arterial oxygen desaturation: A preliminary investigation*）等文章。呼吸訓
練能幫助你增強耐力，也能讓你從衝刺及高緯度登山運動中恢復。

> 「橫膈是身體的氣體中心。無論是以宏觀還是微觀的角度而言，橫膈的健康
> 關乎每一個系統。它默默地影響了人的姿勢、運動表現、步態、情緒調節、
> 消化、排泄、循環、免疫及呼吸。橫膈直接與所有軀幹肌相連，這些肌肉在
> 「健身」的世界中都是訓練目標。然而，這種肌肉訓練（追求越大越好）可
> 能會造成橫膈和它的鄰居之間活動度不平衡。」——吉兒·米勒（Jill
> Miller），解剖學專家及 Yoga Tune Up 創辦人 [1]

為什麼呼吸這件事還沒成為人們的常識？

1. 首先，對大眾而言，長久以來用於描述呼吸訓練的詞都太浪漫、
   模糊、不夠科學，因此大多數人沒有興趣。除此之外的呼吸訓
   練討論都僅限於呼吸相關的病症，如慢性阻塞性肺病或氣喘。

2. 從研究結果而來的新資訊要進到課堂或是醫院診所，大約得花

---

1 2018 年 5 月 18 日訪談。

費十年的時間。你可能去年才開始聽說呼吸訓練這件事。如果你去查看形成性研究的發行日期，你會知道，本書進展算是相當快。在未來十年的運動表現領域中，你會不停看到關於呼吸、生理學上的呼吸以及通氣的討論。

3. 生活在科技急遽進步、身體姿勢突然改變（與整部人類歷史相比之下顯得非常「突然」），還有資訊爆炸帶來壓力的時代，造成的影響非常劇烈但又乏人問津。

4. 許多醫學節目主持人會引用含有大量受試者的弗雷明翰（Framingham）跨世代研究。從這個研究當中，我們獲得珍貴的資訊，了解心血管健康和危險的生活方式。然而，儘管弗雷明翰研究認為呼吸是影響健康與壽命的重要因素之一，但沒有人曾經提出任何實際指示或直接了當的教學，不過有關呼吸的各式說法一直層出不窮。

呼吸與運動表現的三大迷思

長久以來，運動科學家都錯以為呼吸並不會影響身體表現。然而，近期研究已經證實，呼吸的確會對身體表現造成影響。

迷思：呼吸肌肉已經高度進化，不會感受到疲勞。

事實：呼吸肌肉會疲勞，就和任何其他肌肉一樣。而且，如果沒有訓練呼吸肌肉，會對耐力及調控能力造成影響，無論這兩者是否已經到達巔峰狀態（你只是不會像其他肌肉一樣有「燃燒」的感覺）。

迷思：氧氣輸送是影響表現的因素之一。

事實：真正的限制因素是你在維持強度的同時，是否能抵抗疲勞，並忍受在高強度運動之中產生的乳酸堆積。

迷思：肺部的大小和容積無法增加，也不能提升氧氣傳送至肺部血液的能力。

事實：橫膈呼吸能確保你以最大程度地使用肺部。比起橫膈呼吸，垂直呼吸能攝取的空氣量少非常多。

為什麼是現在？

近年來，因為人們的眾多興趣及話題，包括壺鈴、自由潛水、救難人員、退伍軍人健康、森林大火，還有如羅斯・艾吉利（Ross Edgley）游泳環繞英國一圈、茱莉・高提耶（Julie Gautier）在世界最深泳池的六分鐘舞蹈，以及溫姆・霍夫（Wim Holf）的赤腳北極圈馬拉松等英勇事蹟，力學與肌肉逐漸受到重視。

尤其是在運動領域，有了先驅者們的成就，人們開始意識到呼吸會影響運動員的每個動作，這些先驅們包括容・如絲卡（Ron Hruska）、湯姆・邁爾斯（Tom Myers）、格雷・庫克（Gray Cook）、多那・發海（Donna Farhi）、瑪麗・麥瑟里（Mary Massery）、愛瑞克・佩波（Erik Peper）、凱帝・柏曼（Katy Bowman）、羅伯・弗萊德（Robert Fried）、布蘭登・卡來（Blandine Calais）和里昂・凱圖（Leon Chaitow）等等。

> 「呼吸是人類體內唯一可以自動運作，也可以由我們控制的系統。這並不是大自然的意外或巧合，而是一個邀請，讓我們有機會參與自己身體的自然狀態與進化。呼吸的方式中有許多你或許從未察覺或探索的細節，這些細節能讓你擁有嶄新、帶來深遠影響的能力。如果你想成為一個表現卓越的人，並改善生活中各個層面，呼吸練習是你必備的技能。」——丹・布魯（Dan Brulé），《只是呼吸》（*Just Breathe*）作者

運動表現的新典範

歡迎來到健康、健身及運動表現的新領域。這個領域介於胸腔學（呼吸道與肺部的相關研究）、呼吸練習和有意識的呼吸之間，涉及生物力學、心理學及神經系統。

若你今年參加任何運動相關的研討會，你會看到巔峰表現、最佳化、動作恢復、復原力和心理健康都是最熱門的主題，而它們的共同基礎就是呼吸。本書會以實際例子證明。

訓練呼吸和呼吸肌肉是運動表現新典範的其中一部分，這只是個開始。對於肺部、通氣和驅動它們的肌肉，世人的理解即將出現重大轉變。接下來幾年內，隨著科學研究與實際指導方針整合，強壯的呼吸會被認為和心血管健康同等重要。本書能讓你在人們討論呼吸的重要時，積極參與，還能讓你學會如何評估及訓練你的客戶和運動員，並改善自己的呼吸。最棒的是，經過呼吸肌肉訓練之後，運動員和戰士們可以移動更快、舉得更重、表現更好。

"

多年以來，「呼吸練習」總是和冥想或瑜伽放在一起討論。傳統上，呼吸練習與出神呼吸法（如重生呼吸法或轉化呼吸法）有關。除此之外，則是治療慢性阻塞性肺病或肺氣腫等疾病的呼吸生理學家，才會使用「呼吸練習」這個詞。

"

第二章

選擇你的
運動超能力

Choose Your Athletic
Superpower

　　大約在西元 300 年時，有一位希臘人，名為希俄斯的埃拉西斯特拉圖斯（Erasistratus of Chios），他發現肺部無法自行運作，必須仰賴其他肌肉。此外，幾世紀以前，人們認為動脈是中空的，能讓空氣流向全身。到了大約一世紀之前，名為加倫（Galen）的羅馬外科手術及哲學家，記錄了動脈之中是充滿血液，而非空氣。由加倫（皇帝馬可斯‧奧理略（Marcus Aurelius）的朋友，也就是斯多葛學派或是電影《神鬼戰士》裡的那位）治療受傷羅馬戰士的工作開始，他開啟了人類呼吸的研究，為現代醫學提供基礎。他曾公開地進行動物活體解剖，以證明他的解剖理論。在其中一次的實驗中，加倫用風箱把氣打進死亡動物的肺部。他對羅馬戰士進行的治療及動物屍體的解剖皆為人類呼吸提供了大量資訊。

如今許多運動及訓練的知識都奠定於英國運動生理學先驅亞齊伯爾德・維維安・希爾（Archibald Vivian Hill）（他的朋友都以縮寫 A. V. 稱呼他）[1]1 的成果。他和德國生物化學家奧圖・梅爾霍夫（Otto Meyerhof）解釋了厭氧與有氧系統之間的差異，他們也因為這個發現一同拿下 1922 年的諾貝爾醫學獎。

後來，希爾繼續從事運動相關研究，並發現了運動後過攝氧量（EPOC）的現象，這個現象是指身體使用了超過體內含量的氧氣，因此在停止移動之後必須「補足」。

希爾的實驗常常與跑步有關，且不時會讓受試者感到不舒服。舉例而言，為了知道到要達特定速度必須花費多少氧氣，他要求跑步速度很快的受試者（一百公尺僅需花費十點六秒）屏住呼吸跑一百二十公尺。在通過終點之後，受試者要立刻躺下，對著一個袋子呼吸。這樣一來，希爾就能確切知道，跑者以特定速度跑完某個距離時需要多少氧氣。

到了九〇年代晚期、兩千年代初期，有一系列的研究在探討呼吸肌肉疲勞及其如何影響運動肌肉[2]。與此同時，由科技影響到心理的全新壓力出現，改變了人類身體，讓呼吸變得更困難。我們會在下一章繼續探究這件事。現在，焦點要先轉到你身上。

1　希爾是許多權威書籍的作者，著作包括《肌肉活動》（*Muscular Activity*）、《男性的肌肉動作》（*Muscular Movement in Man*）、《生活機械》（*Living Machinery*）、《科學和其他著作的道德困境》（*The Ethical Dilemma of Science and Other Writings*）。

2　例如李・羅馬爾（Lee Romer）等人，於《生理學期刊》（*Journal of Physiology*）、《運動科學雜誌》（*Journal of Sports Sciences*）及《運動與鍛鍊中的醫學與科學》（*Medicine & Science in Sports & Exercise*）等期刊所發表的研究。

"

你是快要二十歲的人嗎？還是已經超過了？平均來説，人的肺活量會在快要三十歲到三十五歲之間開始下降，男人每十年減少大約 380 毫升，女人減少的幅度則較小一些。這就等於減少四分之三啤酒杯的空氣（或者更多）。你沒有發現這件事，其中一個原因是因為橫膈不會有燃燒的感覺，像累壞的股四頭肌那樣。橫膈是完全不一樣的肌肉種類，不會有你習慣的疲勞回饋。你其他的肌肉訓練在這裡毫無參考價值。

"

你想要怎麼改善運動表現？

　　這是我們接下來要做的事：首先進行基準評估，接著修正力學（確保你使用的是正確的肌肉），再強化這些正確肌肉。如果你想算出準確的評估分數，當然沒問題。想要對整件事有大致的了解？我們將會提供你足夠的資訊。

　　這是個講求實際、有科學根據的計劃。因此，你必須輸入你的基準數字，無論是耐力運動開始感覺不順利的時間、恢復的快慢、舉重穩定度、心理健康（焦慮），還是訓練之間恢復的能力都可以，才能了解經過呼吸肌肉訓練後的改變。

　　這不是一本讓你可以窩在棉被裡喝著熱可可時看的書，這是一個實作系統，你得參與其中。請拿出螢光筆，圈出適合你的選項。

☐ **耐力**：我想要可以跑遠一點、快一點。我想要能進行對打，有更穩定的能量，不用擔心「沒力」。我想要儲存能量，想用時隨時可以用。

我想要 _____

☐ **肌力**：我想要能在舉重時感覺身體超級強壯，可以加更多重量。我想要感覺我的呼吸能幫助我，並整合我的動作。我想要我的穩定度很高，讓我不會受傷。我想要更清楚知道自己是否能再做一組，還是只是自尊心使然，應該要休息。我想要自己能在組間恢復，能順利進行下一組訓練。

我想要 _____

☐ **精準度**：我想要在比賽中變得更穩定（無論是高爾夫球、射箭還是撞球），運動表現不會受天氣、裝備或心情影響。我想要能排除雜念、不會分心，可以好好專注。我想要可以維持專心的狀態，不會執著於剛才的表現，可以專注於當下。

我想要 _____

☐ **恢復**：我想要可以在組間恢復。我想要每天都能恢復，即使今天的訓練很困難，明天也不會無精打采。我想要循環之間的恢復時間縮短。我想要重新啟動身體時，需要的呼吸次數減少，讓我能更快準備好。我想要感覺自己在訓練之間能足夠的恢復及再生，而不只是休息。我想要降低心率，不會喘不過氣。我想要訓練隔天精神飽滿，不需要拖著自己移動。

我想要 _____

順帶一提，以上所有選項都是可接受的答案。

開始評估

記住你目前的表現，比如你的個人最佳深蹲記錄、跑步五公里所需時間及心率。注意你划船時開始喘氣的時間，或是你打高爾夫球什麼時候遇到瓶頸。到了最後，就像其他冒險嘗試呼吸訓練的運動員一樣，你會發現正確的呼吸就是運動員的超能力，且強壯的呼吸肌肉會增強這個能力。

修正力學、肌力，讓它變強大

在你學到呼吸的正確力學後，你可以用於改善下列這幾個項目。

耐力（第 8、9、10 章）

不需要增加有氧訓練，就能大幅加強你的調控能力。如果你是必須在一段長時間內管理能量分配的人，例如跑步、單車、游泳選手等，或者你是必須在沒有配速的狀況下快速地加速、減速的運動員，都必須多花一點時間在這個項目。從速度到能量系統都是我們的討論範圍。記下你的耐力基準，不管是你可以游幾趟來回，還是跑步從何時開始喘等都可以。確保你的力學是對的（也就是呼吸智商中的動作位置與活動範圍必須正確），並計時、計算次數，然後就跟任何運動一樣，增加難度、運動強度並記錄下來。你不能只是觀察，必須記錄負重、次數、距離的程度改變。

> **專業人士是怎麼做的？**
>
> 表現頂尖的人都會調整呼吸。有些人會刻意做這件事，有些人則是不假思索地進行。觀察某個動作模式非常流暢的人，無論是演講者還是在做壺鈴動作的人都行。大部分的專業人士可以說明「感覺」，並認為這是「自然而然」，卻無法說明「如何達成」，但我們可以。

肌力（第 11、12、13 章）

　　水平呼吸能增加穩定度和爆發力（也因此能降低受傷風險）。我們會總結呼吸及肌力訓練最常見的錯誤，還有繃緊腹部的最佳技巧。我們訪問過頂尖運動員，收集他們關於呼吸的經驗和建議。我們會介紹運動整合（健身房常見動作的呼吸方法）。我們會討論如何在組間恢復時獲得更多能量。如果你想了解訓練日之間該如何恢復，務必閱讀這幾章。

精準度（第 14、15 章）

　　無論是打靶還是高爾夫球的短桿，我們都能給你實用的建議及練習，讓你能做到文風不動又非常精準。這一章的實際練習會教你如何輕鬆的「自然停頓」，無論是射箭還是撞球選手都適用，並引導你如何在每一毫米都非常重要時，進入更高的層次。

恢復（第 16 章）

　　這個領域最新的研究皆聚焦於恢復與再生。每天進行一段主動的短時間冥想，是最簡單也最有效的恢復方式。長期下來，能讓身體的解毒功能更好，還能讓你復原較快，可以再次進行訓練。

大腦與內在（第 17 章）

　　最後的這個項目與心理健康、內在、復原力及演講有關。如果你受傷了，用力的呼吸訓練能幫助你更快復原、保持調控能力，並保護你免受憂鬱症之苦。呼吸是身心之間的連結，請相信這些練習能讓你掌控自己的緊張情緒與自我懷疑。心理狀態是運動競賽中最難以控制的因素，這也是為什麼會有各式各樣的相關書籍、說法和專家在談論這件事。但只要掌握了身心之間連結的核心，你就可以放輕鬆。你是否能做到「自然而然」，取決於你的呼吸方式。

　　以上提及的這幾章會提供基礎技巧和練習，讓呼吸可以支持、完整你的運動或需要不同運動模式的活動。本書會從以下這些項目開始：

1. 如何實際測試自己的呼吸。
2. 如何使用正確的肌肉呼吸。
3. 訓練呼吸肌肉。
4. 追蹤結果。觀察你的目標時間或「個人最佳記錄」是否進步。

> 不好的呼吸模式與其他活動表現不佳有關。舉例而言，2014 的一份研究顯示，有呼吸模式失調跡象的人很可能在功能性檢測（FMS）[3] 中得分較低。

3　功能性檢測（FMS）是由擁有物理治療碩士學位、骨科專業認證及肌力與體能訓練專家證照的格雷・庫克（Gray Cook）所架構。庫克是一位善於說理且富有熱情的呼吸及動作專家。

第三章

文明生活卻讓呼吸遠離

How Modern Living Took Our Breath Away

像野蠻人一樣呼吸

2019 年，《科學新聞》（*Science News*）發表了尼安德塔人的胸腔虛擬 3D 建模，由此建模我們可以得知，與現代人類相比，早期人類的橫隔較大、肺活量較大，穩定度也較高。於倫敦進行的另一個研究則發現，尼安德塔人的鼻道比現代人類大了 29% 左右，代表空氣輸送的速率較高，有助於維持「需要不停喘氣的主動生活模式」。此外，原始人類的肋間神經支配較少（後來他們的吐氣控制變得更好，因此開始有句子的出現），還有因應喉頭出現而較長的脖子。

與原始人類相反，現代人通常選擇垂直呼吸，也就是以上胸和肩膀進行呼吸。然而，由身體上部負責呼吸並不是「文明人類」唯一荒謬的

技能，現代人還是「唯一睡覺時嘴巴會張開的生物」。[1]

> 在一篇《科學人》（*Scientific American*）雜誌的文章中，羅賓‧洛伊德（Robin Lloyd）表示：「呼吸障礙的成因尚不清楚，但許多專家認為與生物力學、心理學或以上兩者結合的問題有關。其中一個可能的原因是使用上胸部進行呼吸，而非整個胸部和腹部。」[2]

　　在人類歷史上，直到非常近期，呼吸方法才從使用正確的呼吸肌肉作為主要呼吸肌肉，變成將輔助呼吸肌肉當作主要呼吸肌肉。過去幾十年內，從科技上到心理上，各種新的壓力改變了人類的身體，讓呼吸變得更困難。

　　我們身體最重要的功能竟然產生這麼大的運作改變！你的呼吸仰賴於身體上半部的輔助肌肉，而非運作於橫膈及肺部最大位置所在區域的環狀橫膈呼吸。任何了解解剖學的都會對可能造成的後果感到不寒而慄，最常見的就是呼吸困難，會讓人有吸不到足夠空氣或是無法像年輕時一樣大口呼吸的感覺。

> 「我們為文明付出極高的代價。當今，只剩野蠻人能自然地呼吸，如果他還沒有被文明人類習慣所荼毒的話。」──威廉‧沃克‧艾金森（William Walker Atkinson），《呼吸的科學》（*Science of Breath*）作者

1　卓尼莎‧瓦切瓦（Zornitsa Valcheva）等。「用口呼吸對齒列發展和組成的作用」（The role of mouth breathing on dentition development and formation）、The Journal of IMAB, (2018) Jan.-Mar.

2　羅賓‧洛伊德（Robin Lloyd）「喘氣」（Gasping for Air.），《科學人》（*Scientific American*）316 (2017):26–27.

> 你是否有發現心理學的主題常常涉及力學和解剖學？呼吸除了會與神經系統和情緒互相影響之外，呼吸也跟心理學與力學有關。你的呼吸為什麼會變得「不對勁」，迷思、誤解及文化難辭其咎。

為什麼你的「深呼吸」不是真的深呼吸

　　比賽場邊最常聽到的一個詞是什麼？「呼吸！」然而，當有人要求你做一個深呼吸時，你會想到什麼？通常，你想像的是看著前方、上胸部鼓起，並抬高肩膀。大錯特錯！但人們為什麼會這樣做呢？首要原因就是世人對深呼吸的集體理解是錯誤的，人們想像的「深呼吸」和真正的深呼吸完全不同。如果你想改正這件事，你必須增加一些心理學的知識。也就是說，要發現、了解並檢視那些使你困惑的指令或你曾經相信的誤解，再學習正確知識並修正問題。

> 呼吸的減壓特質（在充滿壓力的世界中如何減壓）
>
> 「做為一個尼安德塔人，你的胸廓在身體後方。你的脊椎是在身體中心而非後側，而胸廓位於脊椎後方」艾瑞克・古德曼博士（Dr. Eric Goodman）說。「你的肺部不會自己運作，只能聽從指令。你的軀幹應該可以擴張，你必須重新教育你的胸廓。槓桿和滑輪是發電機，要能收縮及放鬆。」[3]

3　訪問於 2019 年 4 月 10 日。古德曼博士以使用伸出大拇指和小拇指的手勢作為「量尺」而聞名，並進行髖關節鉸鏈動作及延伸背部（非凹折背部）。
　　如果你認為我們哺乳類在呼吸方面是演化程度最高的生物，可以再思考一下。《歐洲呼吸期刊》（*European Respiratory Journal*）的一篇文章指出，在三億年前，現代爬蟲類的祖先離開海洋，開始在空氣中呼吸。攝氧量最高的兩大類脊椎動物隨後演化，也就是哺乳類和鳥類。雖然兩類動物在許多器官的生理機能上有相似之處，這兩條演化路線的最大不同就在於鳥類的肺部較哺乳類更進化。

橫膈的誤解

　　想像你從任何一台機器的引擎中拔除主要零件。如果是人類身體的話，主要零件就會是在心臟下面、整個消化系統上面的大塊肌肉——橫膈。功能異常會由上到下不斷擴散，因此造成的影響可能已經離來源太遠，讓人無法辨認出真正的問題。你的耐力可能不如以前、常有讓你不得安寧的背痛等，但你從不抱怨，寧可繼續缺失主要零件、麻木不覺，或是為自己找藉口，覺得是年紀大了、基因不良、運氣不好等。

　　我們看不見肺部和空氣，也無法感覺到橫膈，因為橫膈跟其他肌肉不同，沒有任何神經末梢。它被形容成噁心的馬桶活塞，形狀則像是隻長得不對稱的魷魚，很難在圖上表示。更糟的是，運動相關的參考資料在討論肌力時，會直接省略橫膈，因為很難把它放進「人體肌肉圖」中，通常只會畫出「看得到」的肌肉，如胸肌、臀肌和腹肌等。因此，這塊重要的肌肉被視為不重要的附加物，跟小拇指或闌尾一樣無足輕重。

　　我們知道那個部位存在，但不知道它的功用。當橫膈正常運作時，會直接與下背部連接，影響

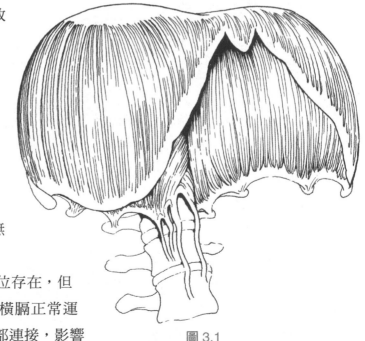

圖 3.1

脊椎健康。想像橫膈是一隻巨手，像揉麵包一樣從上方控制著消化系統。如果這還是無法讓你理解的話，橫膈呼吸會影響你的身體重心，還有乳酸解毒及控制壓力的能力，因為橫膈與神經系統有直接的連結。

> 「呼吸對我們生活的一切有著深遠影響。如果我們只是為了存活而進行呼吸，那麼任何方法都行得通。然而，呼吸能讓你掌握自己的意識狀態。作為一個武術指導家，我觀察了幾千位學生的呼吸模式。通常而言，兒童處於被動狀態和進行高強度間歇運動後，會使用橫膈呼吸。而成人則不知為何，會使用胸部來呼吸，且成人在被動狀態時會表現得十分緊繃，無法在高強度訓練之後立刻讓呼吸平緩下來。
>
> 這件事是無法自我矯正的。橫膈呼吸需要練習，學習到橫膈呼吸的技巧之後，才能透過合適的呼吸模式引導出自己選擇的情緒。學習了如何有效呼吸的人，他們的生活將因此受益。」[4] ——托馬斯・克里福德（Thomas Clifford），恩佩拉多功夫拳法（Emperado，功夫拳法的門派之一）及巴西柔術黑帶

　　由於接下來是有關肌肉的部分，必須仔細明確的描述，請帶著耐心閱讀。呼吸的主要肌肉包括橫膈、肋間肌、腹橫肌及斜肌。吸氣時，主要肌肉為橫膈和肋間外肌，吐氣時，則是肋間內肌、斜肌和腹肌，而呼吸輔助肌肉包括胸鎖乳突肌、斜方肌和上胸肌。然而，現代人將這些輔助肌肉當成主要肌肉使用，這個改變會發生在特定的年齡。
　　2017 年，在男性健身雜誌（*Men's Fitness*）一篇呼吸相關的文章中，作者與同事尚・海森（Sean Hyson）描述了小時候的完美呼吸如何

4　於 2019 年 2 月 15 日訪談。

變得「墮落」[5]。2019
年，我進行了一項研
究，對象是二至十一歲的
兒童，觀察發現在兒童
五歲半時，會從構造上
完美的呼吸轉變成失
能的呼吸。在五歲半
之前，兒童自然地
使用橫膈呼吸，不
會繃緊腹部。改變
為何發生？這個年
紀的兒童開始坐著，
減少在地上爬行的時
間，他們模仿父母和超級英雄，開始有壓
力，並對體重和身材感到羞恥。簡單來說，
就是開始繃緊腹部、肌肉僵硬、縮小腹。你
呢？是怎樣的迷思或經驗影響了你的呼吸？

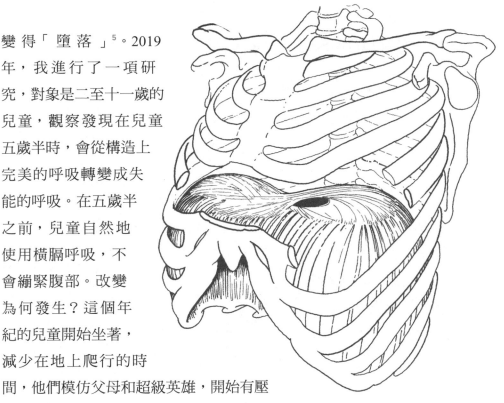

圖 3.2

> 托馬斯・羅伯特・蓋納斯（Thomas Robert Gaines）所著的《活力呼吸》
> （*Vitalic Breathing*）在 1921 年出版，距今約一百年。他警告人們遭到限制、
> 壓縮的「文明」呼吸會帶來怎樣的問題。雖然感覺非常矛盾，但像個「野蠻
> 人」一樣自然又健康的呼吸，加上原始的動機和慾望，會讓你成為更進化的
> 人類。改善呼吸技巧，強化肌肉，全力以赴後就能看見自己有更好的表現。

5　尚・海森（Sean Hyson），《男性肌肉健康百科全書》（*The Men's Health Encyclopedia of Muscle*），Rodale, 2018。

我們的身體本來會如何運作？

你真的了解呼吸肌肉的力學嗎？吸氣時，會出現複雜的交互作用：橫膈變得平坦，增加的腹內壓力造成腹部向外擴張。由於橫膈與下肋骨有連接，隨著橫膈繼續移動，下肋骨會水平向外展開，換言之，胸廓會打開。請確保你能在腦海中看到這些動作。

呼吸模式失能時，周圍（一部分的肋骨和腹部）擴張會極少，這個狀況稱為「偏移」，此時輔助肌肉占主導地位。當這個模式成為習慣，橫膈失去它的主要肌肉位置，會變得很「羞怯」。

這時就必須談論到呼吸的速率：你現在的呼吸速度比你需要的還要快，而且垂直呼吸（Vertical Breath）比較淺。你的呼吸模式變得快速且不平衡。這裡要提醒你，呼吸健康領域很常使用的「模式」這個詞非常容易造成混淆。我們需要學習的是呼吸的「方式」或動作位置，才能釐清過程。

> 來自蒙特婁的凱文・瑟庫爾斯（Kevin Secours）是國際西斯特瑪協會（International Combat Systema Association）的執行長，他已經從事活動度及呼吸教學數十年。他向我解釋持續的緊繃姿勢如何消耗能量：「緊繃的身體無法很敏捷，你需要不緊繃地用特定肌肉進行揮桿或射擊。即使小緊繃只有持續一小段時間，都會消耗大量能量。」

身體鎖住了嗎？

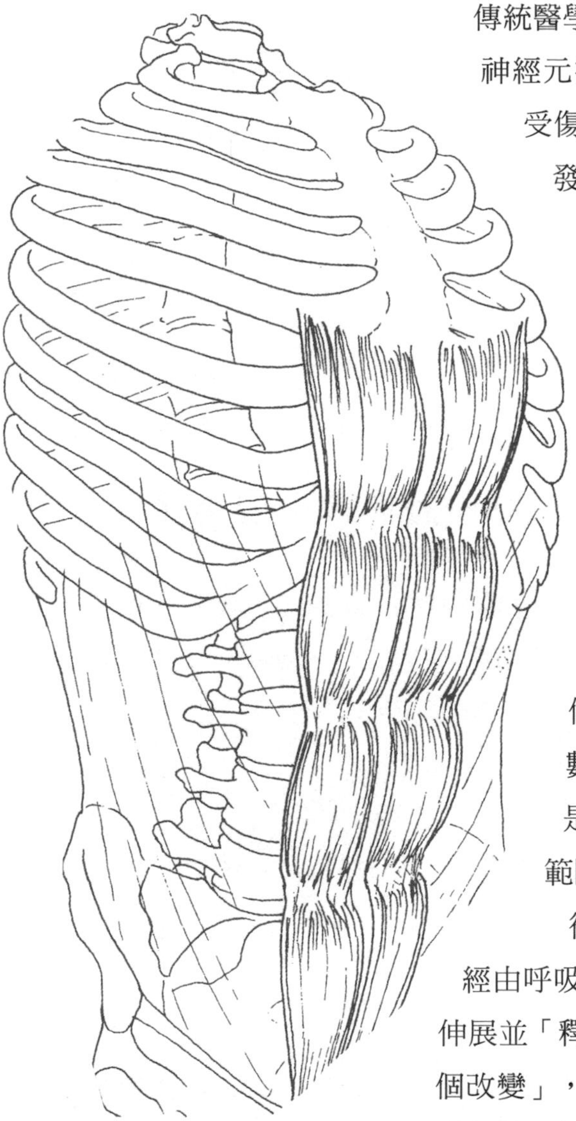

圖 3.3

傳統醫學認為橫膈麻痺是由受傷、運動神經元疾病或膈神經（phrenic nerve）受傷所導致。然而，橫膈抑制也會發生在腰圍很粗的人身上，即使他們並沒有過重的問題。壓在身體的重量使吸氣和吐氣都更加費力，而胸部僵硬則是現代人身上普遍存在的現象。總結而言，缺乏胸部靈活度造成的持續肌肉或情緒束縛是罪魁禍首。許多轉診來我這裡的人都被告知他們的橫膈「鎖住了」（橫膈抑制）。他們都有一個共通點：呼吸智商分數很低。這代表他們的動作位置是肩膀和上胸部，或是橫膈活動範圍極小，也可能兩者皆是。

徒手治療是一個可行的選項，但經由呼吸及理解身體運作，進行內在的伸展並「釋放自己」，代表你「掌握了這個改變」，才能走得長遠。關鍵是清楚知道你的目標，你要做的是增加吸氣時的活動範圍，吐氣時收縮身體中段。過去兩年，

在超過四百位病人的數據中，我發現如果結合知識及動覺（心理學／教學指示、力學／肌力），清楚傳達這個資訊的話，能顯著改善橫膈抑制的問題。

根據醫學文獻，橫膈功能異常的「典型」狀況是吸氣時腹部向內移動，胸腔擴張，這非常糟糕。成因是輔助肌肉製造了肋膜負壓，在吸氣時將疲弱的橫膈「吸」到胸腔。這就是問題所在：人們模仿這個不正常的呼吸模式，認為這是對的。那麼，在人們不斷繃緊腹部又相信迷思的狀況下，到底有多少是真的功能異常，又有多少是因為沒有充分利用橫膈而造成？

從何時開始，繃緊腹部成為預設的呼吸姿勢？

很有可能你現在就是處於繃緊腹部的狀態。無論體重數字多少，表現出「緊實」的樣子都是現代功能異常的姿勢之一。繃緊腹部來自社會鼓勵我們吞下感受，而人們錯誤地認為繃緊腹部是個適合全天練習的等長收縮動作，或是「保持緊實」的方法，因此養成習慣，直到有人提及才發覺它的存在。

這個習慣造成的身體上半部呼吸很淺，不足以應付身體需求，因此呼吸速度必須加快，這也是為何「慢下來」的指令無法真的讓呼吸變慢。

常見問題

Q：為何要從腹式呼吸開始，再進行環狀橫膈呼吸？不能直接學習環狀橫膈呼吸嗎？

A：在我的經驗中，呼吸學習必須一步一步進行。你的身體需要腹式呼

吸，才能解放繃緊的腹部。直接開始學環狀橫膈呼吸可能會讓身體很不習慣，又想回到垂直呼吸。

Q：我很難放鬆腹部，而且我覺得繃緊腹部時自己比較警覺、是隨時準備好的狀態。改變呼吸方式的話會改變這點嗎？

A：似乎每個人都想跟超級英雄一樣，有壯碩胸肌也要有腰身，還要有強壯的肩膀可以扛起一切。現代的玩具人物都有誇張的細腰和寬大胸膛，任何孩子都不會把這種形象當成強壯的榜樣。這些誇大的體格（以 1960 年代美國大兵玩具的形象為例做比較）明顯違反自然。這種「力量姿勢」可能對於比賽前增加自信心十分有效，但並不適用於日常生活中。這個姿勢會迫使身體用肺部效率最低的頂端部分交換氣體。更糟的是，如果在那場大比賽之後，人生還是繼續讓你壓力很大呢？你就會隨時繃緊腹部。人們很容易習慣擺出力量姿勢，但這應該是個只有比賽對峙時適用的不自然姿勢。你是在隨時保持警戒，還是「完全失去與身體的連結」？你真的有「放鬆」嗎？

呼吸的故事

　　要拆解壞習慣並使呼吸變得結構一致，你必須先了解自己的故事。不要擔心，發現自己一直都是垂直呼吸就已經踏出改變的一步。

　　「我的父親酒精成癮。他工作回家時，全家氣氛會瞬間改變。我會聽到門廊靴子踏地的聲音。母親會躡著腳走路，而他會找到能讓他大發脾氣的事情。當他開始大吼、丟東西，我總是繃緊身體屏住氣，直到他的怒氣過去。」──梅蘭尼・F（Melanie F.）

　　「我記得小時候我覺得縮小腹很好，而且「好的姿勢」似乎就是繃緊、身體打直，所以我從小就這樣做。『坐直』和『想像你的頭頂有一條線拉著』讓我繃緊身體並收肚子。——菲利浦・M（Phillip M.）

　　「我和我的兄弟姐妹會打打鬧鬧，互相搔癢或是打一拳，因此我隨時準備好要繃緊腹部。青少年時期經歷緊急闌尾切除手術之後，我總感覺好像得保護自己身體的那部分。」——路易・S（Louis S.）

第四章

呼吸智商
你呼吸的方式聰明嗎？

The Breathing IQ:
Are You Breathing Intelligently?

　　如果你好好照顧身體的內外在，身體也會善待你。當然，你可以什麼都不做，但為何不在年紀到之前提升自己，確保力學都是正確的（肌肉強壯），才能保持理想狀態？

　　研究發現，在二十九歲時，你的胸部靈活度和肺容積會到達巔峰。也就是說，除非你有訓練自己的呼吸，否則無論你多有天賦、你的教練多有經驗[1]，三十歲之後，身體中氧氣的進出量都會減少。所以如果你是二十幾歲的運動員，進行這本書的練習時，請記錄你現在的表現，並

1　更多細節請參考《老齡化中的臨床干預》（*Clinical Interventions in Aging*）期刊中，G. 夏瑪（G. Sharma）與 J. 古德溫（J. Goodwin）所著之「衰老對呼吸系統生理學和免疫學的影響」（Effect of aging on respiratory system physiology and immunology），(2006) Sept.; 1(3): 253–260。

在接下來的十年持續努力。每個人來找我的時候都會說：「我好像沒辦法像以前那樣呼吸了」，這些例子並非偶然。研究顯示，如果你不訓練自己的呼吸肌肉和胸部靈活度，你的胸部靈活度和肺容積只會持續衰退。那如果是已經三十、四十、五十歲或以上的人呢？身體可以變年輕嗎？當然，請繼續閱讀下去。

> 你可能記得，小時候去看兒科醫生時，他們會進行「觸診」、敲打你的背部（他們要確認橫膈不對稱的情形）。他們也會進行徒手呼吸運動評估（MARM）。進行時，將手放在病人的身體上，透過手指在吸氣時分開的距離來觀察。如果你現在去看成人的家庭醫生，並告訴醫生你覺得呼吸方面有問題，他可能會將你轉診給肺科醫生，但這也代表他只會檢查你的肺部；如果你說你對自己的呼吸感到焦慮，醫生可能會轉介給心理師或瑜伽老師。但無論是哪一種情況，你都無法以量化方式得知自己的呼吸是不是健康的。

如果進行一般的「呼吸測試」，你可能會知道自己的最大攝氧量和肺功能量計（用力肺活量和第一秒所吐出的量）。你可能還會知道自己的氣體交換能力和肺活量。然而，從這些資訊中，你只能得知你是「在正常範圍內」，幾乎沒有任何測試是能讓你了解身體力學、如何改善不足之處。

首要之務應該是檢查你呼吸的動作位置，再來是橫膈的活動範圍。如果程序聽起來無聊又嚴格，那也沒辦法。你的身體是由好幾組的滑輪、水平儀及鉸鏈組成，而這些構造外面有肌肉、肌腱和韌帶包裹著。身體這部機器最重要的功能是通氣（例如說吸氣和吐氣），所以你應該要問自己：我有在使用我的主要呼吸肌肉嗎？我的使用是正確的嗎？或是總結而言，你的呼吸「有效率」嗎？有以「最恰當」的方式呼吸嗎？

> **最新研究**
>
> 羅索巴‧考特尼博士（Dr. Rosalba Courtney）曾經進行結合徒手呼吸運動評估、二氧化碳濃度和閉氣的延伸研究。她發現菩提格呼吸法（Buteyko breathing）對身體中二氧化碳的影響與其宣稱的完全相反。即使身體的二氧化碳濃度正常，也可能存在呼吸異常的徵兆。博士表示，如果單從生物化學的角度研究呼吸會有所侷限，因為除此之外呼吸還以許多方式影響身體[2]。

醫生如何看待橫膈？

從十九世紀以來，醫學領域專家就透過測量胸腔不同區域來檢查呼吸的效果。亨利‧安瑟（Henry Ancell）在他的書《肺結核論》（*A Treatise on Tuberculosis*）中說道：「用力吐氣之後，再吸氣使胸腔完全擴張，要注意胸圍的變化。這個變化代表胸部的活動度，也就是肺活量的指標。」

近期的研究幾乎都聚焦在腹部擴張、胸部擴張，還有為什麼這兩個身體部位的活動度說明了橫膈的活動能力，從而指出是否有以最佳方式呼吸。測試方法從超音波到螢光透視、動態磁振造影及神經傳導速度等都有，大部分必須在醫療院所進行，可能花費甚高、必須進行侵入性檢查，或者需要長期臨床培訓才能執行。所有的方法都是為了要鼓勵橫膈移動。

美國國家神經疾患與中風研究院（The National Institute of

2　於 2019 年 7 月 2 日的私人信件。

Neurological Disorders and Stroke）資助了一項研究，該研究開發的「光纖光柵感測器」3D 圖像可以偵測到身體表面大約 800 到 1000 個光點的變化（呼吸運動評估）。夏威夷大學的研究學者們則進行了另一項研究，發表在《醫學與生物科學工程》（*Engineering in Medicine and Biological Science*）期刊上，這項使用電磁感測器的研究是透過潮氣容積偵測到輸出電壓，得出胸圍的改變。然而，外部測量是唯一能立即獲得結果的方法。甚至還有布捲尺對上金屬捲尺的不同研究，展現研究者的高可靠性。有趣的是，其中一個最大的研究評估有超過 420 位受試者，使用胸部位移來評估治療或肺部復健的功效。

由於現代人的生活會導致使用脖子和肩膀呼吸的壓力反應，艾瑞克・佩波博士（Dr. Erik Peper）額外增加了脖子、肩膀的肌電圖，並使用附有感測器的量尺，測量脖子和肩膀移動時的圍長改變，而研究結果也透過歐洲生物反饋協會（Biofeedback Federation of Europe）發表。

這裡的重點在於，近期研究已經指出事實：橫膈呼吸的時間越多，呼吸的效率越高、肺容積越大、疼痛越少、再生能力越強，而且好處還不只這些。你不需要猜測你的表現如何，呼吸智商測驗會給你分數，還可以追蹤進步幅度，看見自己的健康和運動表現進步。這是有關於胸腹呼吸靈活度的測驗，也就是要測量你吸氣的寬度和吐氣時的窄度。

那麼，未來會如何？想像一下，到了下一個十年，會用演算法展示呼吸智商與平衡、身體中心及耐力的關聯。我們知道橫膈呼吸非常關鍵，能調控身心，讓你進入虛無的無氧再生恢復狀態。研究已經表明橫膈呼吸直接連結到背部健康和不穩定造成的受傷。接下來，會有更多深入的研究，開發出能讓你的內心更穩定、更健康的演算法。

測試你的程度：自我檢查

1. **動作位置（LOM）**：呼吸時，身體的哪個部位移動最多？移動的方向為何？你是使用哪一種呼吸方法：垂直、水平，還是這兩者各占一些的混合呼吸？觀察自己，或是請別人幫忙。如果你是胸部起伏、肩膀抬起，你就是垂直呼吸。如果你的胸部和上胸肌肉沒有移動（可以照鏡子檢查），而是從乳頭到髖關節之間的部分擴張，你就是水平呼吸。大部分的成年人都是垂直或是混合呼吸者。只有少數人會在未經訓練的狀況下就使用水平呼吸。

2. **活動範圍（ROM）**：測量你的「位移」或「呼吸振幅」。分別記錄吸氣和吐氣的數字。這個測量非常簡單，就跟量褲管、腰圍或內衣胸圍一樣。詳細步驟請看下一頁。

　　首先要知道你的吸氣和吐氣相差幾吋，有可能是零吋。對某些人來說，可能是半吋而已，有些人則是兩三吋。接著，將相減的數字除以你的吐氣數字（如果數字看起來不對勁，請使用計算機）。可以將得出來的結果想像成百分比，也就是把數字乘以 1000 或是將小數點向後移三位。

如何測量活動範圍

1

找到上肋骨的底部（在你的乳頭正下方）。

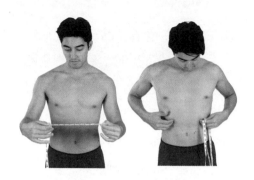

2

以量尺環繞該部位。如果覺得往下看有點麻煩，看著鏡子進行會比較方便。

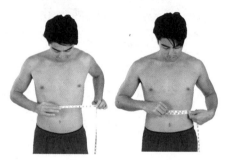

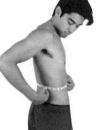

3

量尺要貼合在身體上，注意背部的部分不要垂下來。測量吸氣時的圍長。

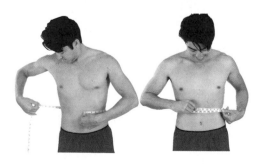

4

量尺同樣貼合在身體上，把氣完全地吐出去。測量吐氣時的圍長。

　　請記住，你必須把自己的呼吸方式（動作位置）考慮進去，才能算出最後分數！**垂直呼吸**：使用輔助肌肉呼吸，吸氣時身體上半部會有位移。**水平呼吸**：身體上半部不會移動，肚子和下肋骨會在吸氣時擴展，吐氣時內縮。**混合呼吸**：以上兩者皆有。

數學計算

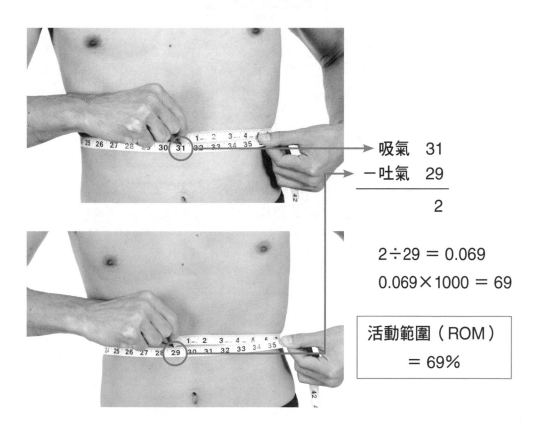

吸氣　31
－吐氣　29
────────
　　　2

$2 \div 29 = 0.069$

$0.069 \times 1000 = 69$

活動範圍（ROM）
＝ 69%

計算你的活動範圍

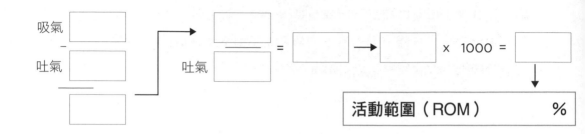

呼吸智商等級

　　從你的分數可以得出兩件事：呼吸的活動範圍（ROM）與動作位置（LOM）。你的呼吸智商等級會告訴你是否有用橫膈呼吸。得到 D，就是不太有用到橫膈；得到 B，還可以再加強；得到 A，你有確實使用橫膈呼吸，力學是正確的，可以再繼續強化呼吸肌肉。從以下這張圖表可以知道自己的等級：

胸腹呼吸靈活度
（Abdominothoracic Respiratory Flexibility，ARF）

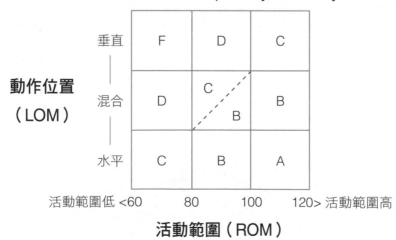

簡易測量步驟

討厭數學？還有另一個更簡單的替代方法。

呼吸時肩膀不要移動。

1. 如果你的吐氣圍長 20 吋，你的吸氣圍長應該至少超過吐氣圍長 2 吋（也就是說，如果你的吐氣和吸氣圍長都是二十幾吋，那它們之間的差應該至少會有 2 到 3 吋）。

2. 如果你的吐氣圍長 30 吋，你的吸氣圍長應該至少超過吐氣圍長 3 吋（也就是說，如果你的吐氣和吸氣圍長都是三十幾吋，那它們之間的差應該至少有 3 到 4 吋）。

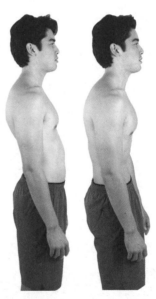

吸氣　　　吐氣

3. 如果你的吐氣圍長 40 吋，你的吸氣圍長應該至少超過吐氣圍長 4 吋（也就是說，如果你的吐氣和吸氣圍長都是四十幾吋，那它們之間的差應該差不多會是 4 吋）。

4. 了解這個簡單的計算之後，你使用水平呼吸時的數字應該像這樣：

吐氣	吸氣
≤20 吋	＋2 吋
≤30 吋	＋3 吋
≤40 吋	＋4 吋

呼吸的故事

「我又高又瘦。我的吐氣圍長是 30 吋，吸氣則是 31 吋。因此，我正在努力讓自己的吸氣圍長至少比吐氣多 3 吋，也就是 33 吋。」——威爾．K（Will K.）

「現在不是賽季，我至少過重了 30 磅。一開始量的時候我的吸氣圍長 44 吋、吐氣 43 吋。我知道我要專注在吐氣部分，我正在嘗試讓數字降到 40 以下。」——馬若．S（Marell S.）

> **我該特別注意吸氣還是吐氣？請將體型納入考量。**
>
> 如果你身材瘦長、沒有多餘脂肪，你應該要專注於吸氣時更加擴張。如果你身材比較圓潤，你要特別注意吐氣的部分。

實用、有意義的呼吸測量

人們很常接受醫療測試後拿到「結果」，卻不知道那些數字實際上代表什麼、如何影響生活，還有最重要的是，如何改善這些數字，讓身體變得更健康。

呼吸智商測驗是一個實際有用，且能讓你擁有力量的測驗。你可以做到這個測驗，也應該重複做這個測驗，並追蹤你的改變。隨著測驗結果進步，你也可以觀察這些改變對你生活所帶來的影響。

　　呼吸智商測驗的價值在於它合乎邏輯。當你的身體吸氣時擴張更多，就代表你的橫膈有在運作：橫膈正在舒展，擴張胸廓。你正在試著不要垂直呼吸，因為那會使用到不是主要肌肉的輔助肌肉。

　　這個系統的第一步是了解相關知識（例如上一段的內容就是你以前所不知道的）。

　　第二步是要能想像身體各個組成該如何運作及交互影響的畫面。

　　接下來，要擁有知覺，也就是了解什麼是好、壞及更好的動覺經驗。在過程中，可能會經歷許多次「開竅」的瞬間。

　　這個系統之所以會如此簡單，就是為了讓你重新檢視過去你認為正確的說法。不過，真正有趣的是，你會開始發現身邊有多少迷思和誤解。看看人們講到深呼吸時，會不會比出那個向上抬的錯誤手勢！

　　現在不妨就去幫別人做測驗。教導別人是加深學習印象最好的方式之一。

常見問題

Q：我現在知道怎麼樣才會有好成績了，我可以控制自己不要用肩膀，吸氣時把肚子推出去，吐氣時把肚子縮回來。雖然成績會比較好，但這樣算數嗎？

A：算。這個測驗的重點不在於你會不會這樣做，而是你做不做得到。不過接下來，我們還要檢查這些肌肉的肌力。你或許是這個狀況：你得到比預期還低的分數，非常驚訝，因為你以為自己有用橫膈呼吸。然而，最重要的是，這個分數要讓你知道自己需要努力的部分，可以做為基準。

Q：我的分數很高，這代表了什麼？

A：分數高代表力學很正常，你有使用到主要呼吸肌肉和肺部最適當的部分。你現在的任務就是強化這些肌肉。

Q：我的等級是 A，我可以直接跳到下一章嗎？

A：當然可以，翻到下一章吧。這本書的設計就是要讓每個人都能找到自己需要的部分去改善。

Q：我的擴張沒問題（活動範圍），但方法不好（動作位置），呼吸時會一直使用到肩膀。活動範圍和動作位置哪個比較重要？

A：最好先修正動作位置（方法），再追求活動範圍的進步。因此，請保持肩膀放鬆，專注在吸氣時的擴張、吐氣時的收縮。根據個人體型不同，吸氣和吐氣有一個會比較困難。

Q：我已經是水平呼吸，但吸氣和吐氣的圍長相差甚少，我該做些什麼？

A：你的動作位置（水平）很好，但活動範圍沒那麼好。簡短回答的話，就是要伸展，試著擴張你的吸氣，並強化肌肉，吐氣時才能收縮更多。如果你想要更清楚的答案，我得先問你一個問題：你要改善吸氣還是吐氣？你應該可以輕鬆回答這個問題，看看你是以下哪一種類型就知道了。你是吸氣擴張很順暢，但收縮並不完全，還是像一些有大塊腹肌（之後會講到這部分）或是全身肌肉發達的人一樣吸氣不順？而肚子附近肉比較多的人，吐氣部分也可能有困難，對他們來說吐氣就像做核心運動一樣，會讓他們出汗（他們也應該要流汗）。

Q：我修正動作位置之後，擴張的活動範圍縮小了，這是正常的嗎？

A：是，而且你的分數應該變高了。在修正動作位置之前，你用肩膀移動胸腔，因此是因為你往上拉，擴張才發生。而你現在改成使用橫膈，讓脖子和肩膀休息。你的橫膈會從底部將胸廓推開，就跟身體原本設計好的一樣。你的活動範圍（和分數）會越來越好，請繼續練習（接下來會有更多練習）。

Q：水平呼吸沒有帶來跟原本呼吸一樣的滿足感，這是正常的嗎？

A：是，但這件事會改變的，不要擔心。準備要深呼吸的時候，你會先嘆出一口氣或暫停動作，雖然考慮到吸入空氣量的話，這不是真正的深呼吸，但你這幾秒鐘停了下來，放鬆你的身體，並專注在自己身上。持續進行水平呼吸，放鬆你的下巴和肩膀；你和呼吸的連結將會改變，尤其是現在你已經知道水平呼吸對身體很好，是真正的「深呼吸」。

Q：曾經有人跟我說要把手放在腰上，像比賽時裁判的姿勢，呼吸時向著手的方向擴張，就是橫膈呼吸，這是正確的嗎？

A：不正確。事實上，這個姿勢會誤導你，讓你又回到垂直呼吸，肩膀向上移動。如果你要嘗試，請確保你的肩膀沒有抬起來、脖子肌肉是放鬆的。另外，這個姿勢會侷限你，讓你的注意力集中在「側邊呼吸」，但應該要是環狀的呼吸。

Q：穿戴式呼吸裝置，能訓練到橫膈嗎？

A：目前大部分的穿戴式呼吸裝置都是用來觀察呼吸模式，而不是動作位置或活動範圍。雖然有節奏的呼吸有助於放慢呼吸速度，但動作位置和活動範圍還是重要得多。

Q：為什麼要強調「不要用肩膀」？

A：因為呼吸時很難不動肩膀，雖然這本來就不應該發生。脖子和肩膀確實有輔助呼吸肌肉，但我們想看的是橫膈做為主要呼吸肌肉的使用程度。你當然可以把肩膀往上抬來擴張胸腔，但這就代表你的橫膈沒有在做事，工作都落在脖子和肩膀的呼吸肌肉上。這種上半部呼吸效果不佳（需要較多呼吸次數才能取得和橫膈呼吸一樣的空氣量）、效率也不好（消耗的能量比產生的多，對比賽中的選手而言非常不利）。

Q：進行呼吸練習時，我該用鼻子還是嘴巴呼吸？

A：無論你之前用什麼方式呼吸，換成另外一種，讓自己有不同的聽覺體驗。如果你過去都用鼻子呼吸，試試看用嘴巴呼吸，會聽到不一樣的聲音。如果你是用嘴巴呼吸的人，試著閉上嘴巴、透過鼻子呼吸，你會有不同的感受：你會在腦中聽到呼吸的聲音，感覺空氣從鼻孔流過。當你在呼吸智商測驗中拿到 A 等級，習慣新的呼吸模式後，要改成用鼻子吸氣。

感官學習練習

觸摸

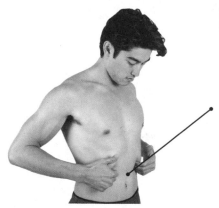

1
將手放在身體側邊，手掌和手指要放在下肋骨上。

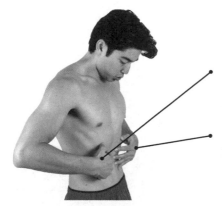

2

右手下方會是你的肝臟及橫膈，還有肺部體積最大、肺泡最密集的區域。

左手下方則是你的脾臟、左側橫膈，還有肺部氧氣最多的區域。

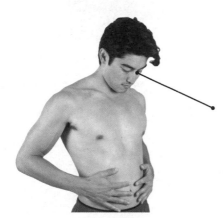

3

閉上眼睛，感覺手掌下方的身體部位，那就是肺部要充氣的位置。吸一口氣，把注意力放在擴張這個部分。你的肚子和下肋骨應該要展開。

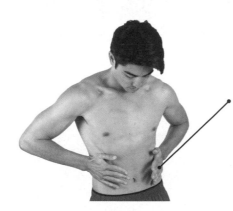

4

吐氣時，手推往身體，讓身體收縮。

觀察

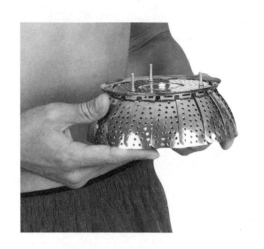 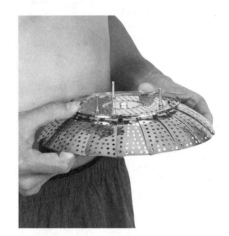

　　如果想知道身體內部是如何運作，可以用家裡的金屬蔬菜蒸盤來模擬。先把蒸盤反過來並攤平（吸氣）；再把邊緣收縮（吐氣）。如果你手邊沒有蒸盤，可以把手指聚攏，手掌朝下，放在胸部前面。吸氣就是手指張開、手掌攤平，而吐氣則是將手指聚得更緊（也可以想成雨傘的傘擺）。

感受

　　將食指放在鎖骨上，向內按壓。這是肺部體積最小、最尖端的區域，也是肺泡最少的地方。然而，這也是垂直呼吸的人使用最多的區域，也因為如此，垂直呼吸的人需要很多次呼吸才能喘過氣來，呼吸速度也比較快。

　　目前，我們已經談過呼吸的歷史、為何要改變的理由，還有過程中的目標，下一章將要深入談如何進行。

第五章

如何讓呼吸更好

基礎篇

How To Breathe Better:
Fundamentals

去年，有一位備受推崇的肺科醫生約了我見面。我當然知道他是誰，他在魔術師大衛還待在洛克斐勒中心的玻璃箱裡時，上過歐普拉的節目。我很確定他認錯人了，因為他是一位曾在全球知名診所擔任負責人的醫生，還是一名自由潛水者，為什麼會找我？他要找的應該是另一位貝里沙博士（Dr. Belisa）吧。

我想我的解釋對他而言，一定會顯得太簡單，可能導致有些尷尬，我心想他聽完後應該會笑出聲的問我，還有沒有別的新知識可以教他，但這些我想像的情況沒有出現。他到底為什麼要來找我呢？雷夫・波特

金博士（Dr. Ralph Potkin）[1]他簡短地說：「沒有人會教如何進行。」他又補充道：「但你會。」

在上一章中，我們談到不好的呼吸方式（呼吸智商不是 A 等級）是力學出了問題，也因此有相應的解決辦法。本章要教你如何以符合力學、構造一致的方式呼吸。還有，就如同我會不停重複的那句話，「你曾經這樣呼吸（五歲之前），你的身體也想要這樣呼吸，因為橫膈就是被放在可以擴張胸腔的身體位置。」

這種學習非常特別，結合了知識、動覺及心理。你無法看到你的肺部，也不能看到空氣，而橫膈又在身體深處，你無法感受到它。總而言之，這種學習介於心理治療和認知行為治療之間。

立意良善卻帶來壞結果的指令

剛開始觀察病人的呼吸時，我發現如果要他們「深呼吸」或「大口呼吸」，他們會不由自主的用身體上半部垂直呼吸。開始運作的會是輔助肌肉，而不是在身體中心的主要呼吸肌肉（甚至大部分人的身體中段會收縮，跟肺部充氣時該發生的狀況完全相反）。即使他們真的有擴張，幅度也不大。有些人身體前半部有擴張，但還是縮著背；有些人則是相反。即便本身是解剖學、健身或健康專業的人，也可能發生這種情形。由於我是兒童心理學出身，我開始觀察是什麼信念或說法造成呼吸

---

[1]　波特金博士是加州大學洛杉磯分校醫學院的醫學臨床教授，也曾經擔任雪松西奈醫學中心肺部及重症加護科（Division of Pulmonary and Critical Care Medicine at Cedars-Sinai Medical Center）的臨床主任。波特金博士還曾經擔任美國國家自由潛水隊的隊醫。他擁有內科、肺部疾病、重症加護及高壓氧治療的專業領域證書。

方法的混淆，以及為何造成混淆。我發現，雖然每個人都同意呼吸力學很重要，但眾人對於呼吸力學內容的理解相差甚遠。我認為是用詞、比喻及指令讓人困惑，或加劇了不良的呼吸狀況。

「我以為自己是用橫膈呼吸，我肯定我是，結果測驗後發現我不是。我非常震驚，但數字不會騙人。」──賴瑞・M（Larry M.）

讓呼吸智商等級變成 A

橫膈擴張

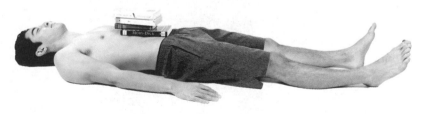

吐氣

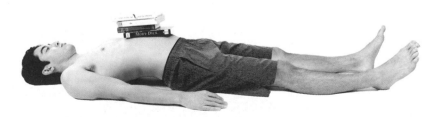

吸氣

搖擺

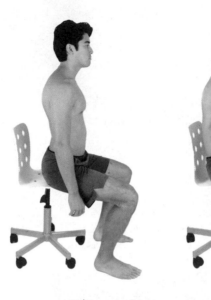

吸氣　　　　　　　　吐氣

貓式／牛式

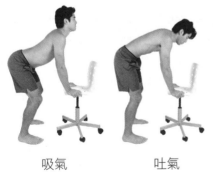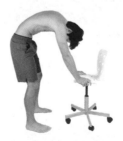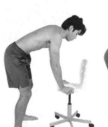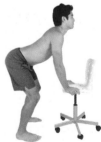

吸氣　　　　　吐氣　　　　　吐氣　　　　　吸氣　　　　　吸氣

肋間肌伸展

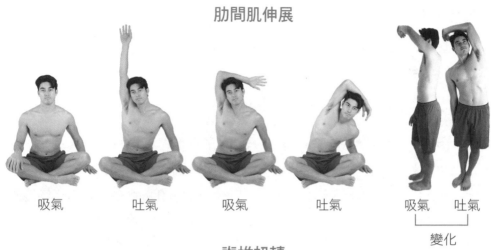

吸氣　　　　吐氣　　　　吸氣　　　　吐氣　　　　吸氣　　吐氣

變化

脊椎扭轉

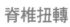

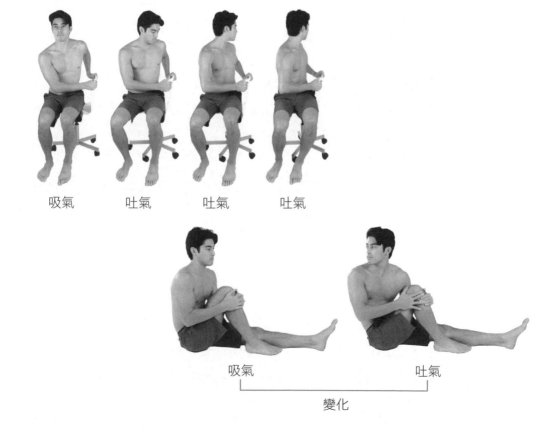

吸氣　　　　吐氣　　　　吐氣　　　　吐氣

吸氣　　　　　　　　吐氣

變化

常見問題

Q：保持腳尖朝前好困難，我感覺大腿後側肌肉把我拉住了，這是正常的嗎？

A：是。但你必須練習伸展大腿後側的肌肉，它們會影響你的呼吸。

Q：我在呼吸時身體兩側不會移動，只有肚子有起伏，這是正確的嗎？

A：快了，這是學習呼吸的好步驟，能幫助大腦理解呼吸是跟身體中間部分的移動有關，而非上半部。下一步驟是讓肋骨在吸氣和吐氣時都要移動。

刺激、確定位置、徵召

1. 刺激。用大拇指尖端用力按壓任兩根肋骨之間的區域，想像你要在肋骨之間製造空間。水平呼吸，試著讓自己無論是吸氣還是吐氣都多增加一毫米。將大拇指放在胸腔不同位置，並在腦海中想像這些肋間肌肉。

2. 確定位置。觀察自己，一隻手比 C 字形，大拇指和其他四指之間距離約兩英吋。用這個手勢扣住下肋骨，大拇指壓在其他肋骨之間的區域。吸氣，向另一側伸展身體，會感受到這一側正在「打開」。注意大拇指和其他四指之間距離的改變。接著吐氣，觀察自己是否能收縮這一側，讓手指之間距離變近，比出來的 C 更小。在腦海中想像肋骨之間的肌肉擴張、收縮。

3. 徵召。使用啞鈴（根據你的肌力調整，大概在 5 到 20 磅之間）來幫助你伸展平常沒有在負重的身體側邊。右手握住啞鈴，手

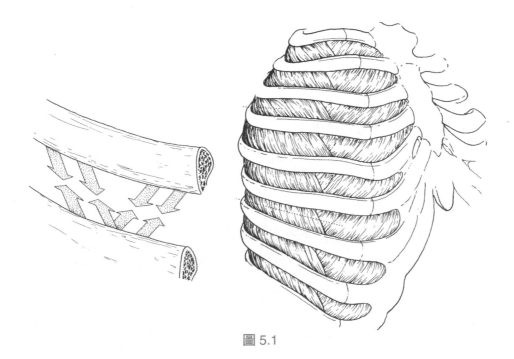

圖 5.1

臂放鬆，吸氣時讓啞鈴的重量加深身體左側的伸展。不要馬上起來，專注在左側「被打開」的肌肉，收縮這些肌肉，讓它們把身體拉起來（你會感覺自己在「壓縮」）。可以對著鏡子練習，確保你的背有挺直，因為大部分人會不由自主的向前傾。兩側各做 10 下，要確定你吸氣時有伸展、吐氣時有收縮身體。練習時要保持專注，不能只是在「移動啞鈴」，這個動作的兩個階段都是要訓練身體的細節。這個練習有助於肋間肌在吸氣時伸展開來，並在吐氣時變得更強壯，可以收縮身體。練習的目標是要累到讓你隔天會痠痛。大多數人再回來找我時，會說：「我從來不知道我的身體側邊有這麼多肌肉。」因為很難直接感覺到呼吸肌肉的存在，我們必須發揮創意。

當你的啞鈴重量從 10 磅增加到 20 或 30 磅時，要記得這個練習是混合動作。吸氣時，目標是要讓重量幫助你伸展：沒有負重的那側肋骨應該要「打開」，讓重量把身體往下拉、伸展更多。吐氣時，目標則是找到同樣的肌肉，做類似「捲腹」的動作，以強化上一階段伸展的肌肉。你可能會發現：「我的背感受到那些肌肉了。」

在肋骨受傷風險較高的運動中，如橄欖球和格鬥比賽等，如果擁有好的胸腔靈活度（也就是這個練習所要加強的），能降低肋骨骨折的風險。

強化符合身體結構的呼吸方式

1. 以「農夫走路」這個動作的姿勢，雙手各握一個壺鈴（或是啞鈴）。保持肩膀放鬆。壺鈴的重量會使你的雙手下垂。你不需要握著壺鈴走路，所以手臂可以放鬆。注意：壺鈴的重量只要可以提醒你要放鬆手臂和肩膀就好，不能重到你需要繃緊腹部。
2. 吸氣時，臀大肌放鬆，微做髖關節鉸鏈動作（臀部稍微往後、腹部稍微向前）。所有動作都是在腰部以下進行。
3. 吐氣時，收縮臀大肌，用這個收縮的力量將你的髖關節拉往相反方向（後方／臀部下方），並收縮身體。多做幾次，觀察重要的細微變化。你可以透過右頁三個問題檢查身體：

示範者：提娜‧安哲洛提（Tina Angelotti），是以色列防身術／軍用格鬥術全球總部負責人，也是一名混合健身及體操教練。

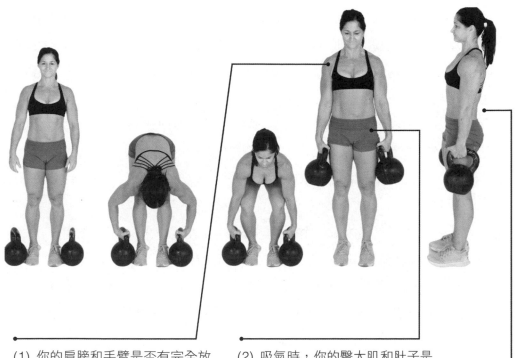

(1) 你的肩膀和手臂是否有完全放鬆？如果是的話，身體的平衡重心應該會比較穩定，你會感覺到自己「很靠近地面」。

(2) 吸氣時，你的臀大肌和肚子是否有完全放鬆。如果是的話，你的肩膀應該不會抬高，而是靠髖關節傾斜拿起壺鈴。

(3) 吐氣時是否有像是在做捲腹動作、「肚臍靠近脊椎」的感覺？當你習慣這種感覺時，就專注在你的肋骨和斜肌，看看它們是否也能收縮身體。

呼吸的故事

　　「我的體格一直都維持得很好，但去年因為工作沒有繼續打籃球之後，身材就開始走樣，肚子多了一些從來沒有的脂肪。因此，我開始縮小腹。直到被要求要放鬆時，我才發現我一直以來縮小腹縮得多用力、

縮了許久。不知為何，我覺得縮小腹會讓核心變強壯，但當我放鬆並試著擴張自己、啟動橫膈時，才能完全吐氣和收縮身體。我後來發現，縮小腹無法讓我變強壯，只會讓我變得麻木。雖然對我來說，要停止使用胸部和肩膀來呼吸，並專注在身體中段的擴張和收縮，這兩件事相對簡單，但我必須練習擴張身體，也得訓練吐氣的呼吸肌肉。在一個禮拜之內，我的呼吸智商等級從 D 變成 A，現在我已經進到強化呼吸肌肉的階段了。」——傑夫・M（Jeff M.）

　　「我的身形就是大家所說瘦長的那種。我非常精瘦，擅長跑步。在過去幾年，我養成了跑步時胸部劇烈起伏的壞習慣，一開始我是想擴張身體，讓呼吸更順暢。直到我開始了解呼吸力學的相關知識後，才發現這個習慣只會讓我變成用肩膀呼吸。因此我開始試著用背部和身體中間部分呼吸，結果我不僅感覺自己的精神更集中，還從每次呼吸中感受到更多能量，而且我的雙腿和呼吸節奏配合得更好了。對我來說最有挑戰性的是要在吸氣時擴張。我終於知道，之前我都是用肩膀進行淺淺的呼吸。我的目標是在保持精瘦身材的同時，增加身體中段的靈活度。我的腹肌和緊繃的身體中段是最大的阻礙，當我試著擴張身體時，會感覺橫膈被鎖住了。目前我已經從垂直呼吸轉為混合呼吸，呼吸智商等級則從 F 變成 B。」——澤維爾・O（Xavier O.）

常見問題

Q：為什麼不同力學動作，學起來的感覺會差這麼多？

A：在學習新的健身動作時，你可以參考其他相似的動作。但要學習呼吸力學動作時，你沒有任何動作可以參考。此外，你的大腦能理解新的動作，但身體不一定可以馬上做到。給身體一些時間，重複練

習同一個動作。在一天中的任何時候、身體處於什麼姿勢時，這都會幫助你好好呼吸。隨時檢查自己，習慣之後身體就會自動修正。

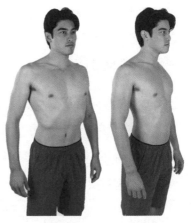

吸氣　　　　吐氣

Q：我在吸氣的時候，肚子會收縮，胸部則會擴張。學習相反的動作對我來說很違反直覺，這是怎麼回事？

A：這就是一個「矛盾呼吸」（Paradoxical Breath）的例子。你的呼吸方式跟身體原本設定的呼吸力學完全相反。你會需要許多身體動作的指示才能改變現況。將手放在下肋骨的位置，手掌貼在身體上。在鏡子中觀察自己，吸氣時要擴張，吐氣時則用手提醒身體要收縮。如果在練習中增加髖關節動作，會很有幫助。試著對自己多一點耐心。

Q：一直有人跟我說要「收肋骨」，但我這樣做的話就只能暫停呼吸，怎麼辦？

A：你的身體可能習慣呈「張剪式姿勢」（scissors open）。克萊爾‧法蘭克（Clare Frank）等發表的「動態神經肌肉穩定」（*Dynamic Neuromuscular Stabilization*）是我讀過這方面最好的研究。雖然要改善姿勢並提升表現，收肋骨是你必須學習的事之一，但在那之前，你應該先學習如何呼吸。如此一來，當你把胸腔拉到正確位置（臀部之上）時，你就不會只能停住或是必須繃緊身體上半部、屏住呼吸。

Q：我呼吸的時候肩膀都不能動嗎？

A：如果你很喘的話，肩膀自然會動。重點是你呼吸的時候不能只有肩膀（輔助肌肉）在動。

Q：雖然我知道垂直呼吸無法讓身體真的深呼吸，但為什麼這種呼吸讓我感覺很好？

A：你覺得垂直呼吸很好的其中一個原因，是這個動作會提醒你要冷靜下來，專注於內在，你會感覺到肩膀在移動，注意到空氣流經鼻孔和喉嚨。現在，試著這樣做：假裝你在打哈欠，張開嘴巴，撐大鼻孔，放鬆下巴。

Q：我可以在吸氣時凸出肚子，但會有卡住的感覺。為什麼？

A：肚子凸出是身體學習正確呼吸的第一步。你開始能感覺到身體的兩側，理解「呼吸時會擴張」這個概念。不過，肚子凸出代表只有中間部分的橫膈在移動，因此下一步是將橫膈兩側也一起推開。橫膈兩側的擴張是由肋間外肌負責，而肋間外肌因為受到繃緊的腹部、背部還有情緒影響，通常十分緊繃，沒有在運作。

重新測驗呼吸智商

現在，我們要重新評估你的基準。由腹式呼吸開始，吸氣時不要移動肩膀。試試看你是否能擴張身體的兩側，不要預設使用身體的上半部呼吸。很多人都有這個壞習慣，因為他們的橫膈「鎖住」了。

1. 請別人協助確認你呼吸時沒有使用到胸部或肩膀。你的上胸肌可能會有些微移動，但要確保擴張的是身體中段。

2. 肋骨展開時，肚子不要收縮。我們要測量的是胸腹呼吸，顧名思義就是同時測量胸腔和腹部的擴張。

3. 要改回胸腹呼吸非常困難。這是什麼意思？包含你在內，許多人都拋棄了小時候習以為常、有效率的水平呼吸，換成由輔助肌肉驅動的不正常垂直呼吸。你可能曾經聽過臀肌失憶症——造成每天坐著工作的人嚴重背痛的「屁股睡著」狀況。你現在的呼吸就像是橫膈得了失憶症，沒有好好工作。

4. 觀察身體在吐氣時能收縮多少。你的目標是讓身體中段在吸氣時擴張，吐氣時收縮。請記得，吐氣不只是「放鬆和自然回彈」，你必須主動收縮身體再進行測量。

第六章

改變遊戲規則

學習 360 度呼吸

Game Changer:
Learning The 360-Degree Breath

令人驚奇的概念常常看起來只是簡單的知識，很容易就被一般人忽略了。但這種概念能帶來想法的轉變，讓人們看見其實就在不遠處、卻從未發現的新景象。你有沒有曾經自己突然理解了一件事，想著周圍的人是否也知道這件事有多重要的時刻？如果要評估呼吸的動覺理解進步幅度，你可以看看自己符合以下哪一點的敘述：

1. 你已經掌握呼吸的知識，知道吸氣時身體中段要擴張。你已經體驗過把手放在身體上，去感受肺部最大的區域和橫膈在哪裡。在動覺方面，你也知道身體哪個部分吸氣時該充氣、擴張，吐氣時又是哪個部分該洩氣、收縮。你可以在腦海中想像橫膈運作的畫面，並追蹤自己的身體，試著感受到橫膈的存在。你符

合以上的敘述嗎？[1]

2. 你已經習慣觀察自己，對整個過
程「有所覺醒」。你會在不同
情況下或處於不同姿勢時注意
自己的呼吸，這種意識就
是學習過程中的一部
分。你的大腦發現了新
的資訊，正在試著整合。
你會暫停下來，意識到自己的呼
吸。平常睡著之前，你也會注意
到自己的呼吸方式和以往不同。
躺在浴缸、泳池裡，或是做著過
去做過無數次的伸展時，你感覺
自己現在的呼吸不一樣了。你甚至可

圖 6.1

能會玩起不同的呼吸方式，覺得非常有趣。過
去你不曾注意到肋骨和背部之間的區域，現在你能巧妙的感受。
千萬不要小看這些感受，大腦正在進行能改變你人生的學習。
你應該重視這些感受。

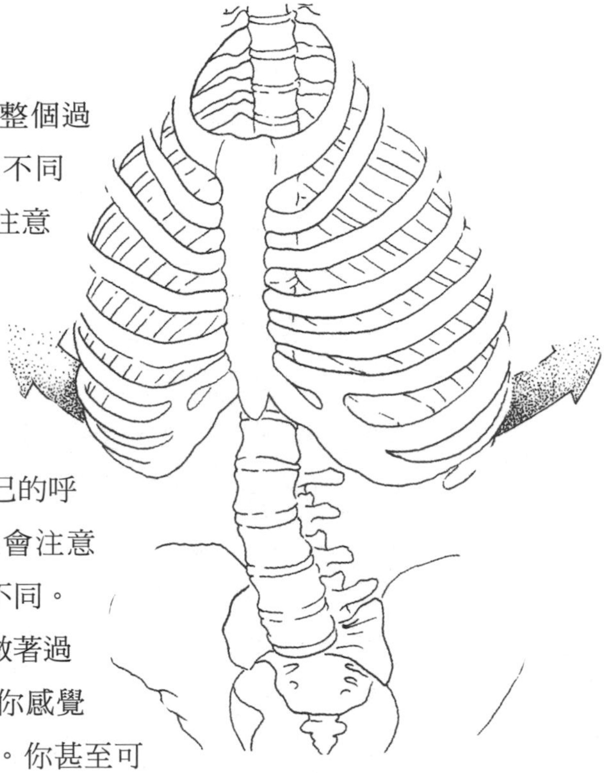

3. 你會自動修正。你有注意到自己總是繃緊腹部，呈現令身體麻
木的姿勢，這個姿勢會讓你的呼吸停留在身體上半部，或是迫
使你又回到功能異常的上半部呼吸。現在，一旦你發現自己又
在進行垂直呼吸，你就會停下來，甚至責備自己，再自動修正。

1　如果不符合，在前進到第二點之前，請先回到第 65 頁的練習，將手放在身體上感受
　肺部最大的區域在哪裡。

4. 你會評價他人的呼吸。你無法克制自己不去觀察別人的呼吸方式。你會想要干涉別人怎麼呼吸、糾正其他人，把你擁有的呼吸知識告訴他們。不要壓抑你的渴望，去教導別人吧。如果想要整合新資訊並加深印象，最好的方法就是教導他人。

5. 你全心投入於呼吸之中，你對呼吸肌肉非常有興趣。你知道這本書中有關肺部的插畫是多麼簡化的版本，也知道將空氣打入肺部的機器是由超過十磅的肌肉組成。你不是出現問題才會想到呼吸，你知道呼吸是動作和神經系統的基礎。

6. 你能察覺功能異常的跡象。你會注意到人們談論呼吸時會比出向上的手勢。你知道有關呼吸的迷思和錯誤資訊是無稽之談，卻又非常氾濫。你無法置信如此基本又重要的事情，可以走樣至此。

7. 你知道可以透過正念和談論呼吸來讓人平靜。塞在車陣中、等待期間、必須思考的時候，你都會想到呼吸。你發現真正的深呼吸能帶給你能量，也會讓你平靜下來。你明白呼吸是情緒的控制機制，你已經完全掌握了這個身心的連結。

> "
> 戰繩專業教練艾倫・蓋特（Aaron Guyett）是波動物理學（wave physics）和力矢學（force vectors）的專家。他以「成長或消亡」來解釋正面與負面的姿勢。「比較脊椎挺直的正面姿勢和陷在沙發（或是開車和工作時的坐姿）時的另一姿勢。雖然可能角度只差了一些，你就能窩在舒服又不會讓自己冷到的位置，但其實蜷縮成一坨是死亡時才會出現的姿勢。這個姿勢會讓你無法有效呼吸、身體狀態走下坡[2]。」
> "

2　於 2018 年 4 月 27 日訪談。

進階呼吸力學

　　如果你從事的運動需要繃緊腹部、限制動作幅度或呼吸姿勢呢？你還是需要有辦法進行有效呼吸。擁有進階呼吸力學代表你有很多不同的選擇和呼吸模式，而這必須從能 360 度旋轉的環狀橫膈呼吸（胸腹呼吸）發展而來。進階呼吸力學能讓你在進行巴西柔術訓練時呼吸順暢，也能讓你在豪邁力量坐式划船機上訓練時大口呼吸，還能讓你不受背心或裝備的重量干擾，因為你不是只用脖子和肩膀呼吸[3]。

　　做為教練，如果你循序漸進的引導運動員的身體覺知，他們的空間感、精準度，還有知道要休息以避免受傷的能力將會更好。透過更好的呼吸方式能促進身體覺知，進而改善本體感覺和身體重心。

> 許多立意良善的呼吸調整都無法維持很久，是因為調整時人們呈仰躺姿勢，這時進行橫膈呼吸是最簡單的。一旦站起來之後，你的想法和感覺會改變，很容易又回到習慣的呼吸方式。本書教授的方法能讓你在接受物理治療時協助「調整」的流程。若你想了解更多相關知識，可以去看橫膈徒手評估大師布魯諾・波多尼（Bruno Bordoni）出版的書籍。

新的挑戰：釋放緊繃的肌肉

　　自身造成的身體中段緊繃常被認為是老化的正常過程，世界上許多

3　M. L. 普霍夫（M. L. Puthoff）等發表在《運動科學與醫學期刊》（*Journal of Sports Science and Medicine*）上的研究認為橄欖球的墊肩護具會影響吸氣時肺部充氣的狀況。回想一下你的運動服裝是什麼，以及服裝是否有影響你吸氣和吐氣的能力。

人都深受其害。這個狀況其實在人們年輕時
就開始了：研究發現胸腔會在二十歲晚
期開始變得緊繃（並影響到肺容
積）。現在的人們比起以前越來越
緊繃、壓縮、僵硬。1996 年，多
那・發海（Donna Farhi）在《呼
吸全書》（*The Breathing Book*）
一書中創造了「分解」
（dismantling）一詞，用來描述如
何開始改善呼吸力學。而二十多年
後的今天，我們面臨了一個新挑戰：
無法放鬆的拮抗肌。

　　緊繃的吐氣肌肉、腹橫肌和肋間肌
讓你無論有多想吸氣都做不到。Catalyst
S.P.O.R.T. 的復健脊醫凱西・杜里（Kathy
Dooley）警告，如果你在吸氣時沒有「放
鬆六塊肌」，你就不是真的在呼吸。因此，
我們不僅需要知道呼吸該發生的位置並啟動
呼吸，還要讓吐氣肌肉放鬆，釋放緊繃的肌
肉。這就是新的挑戰。

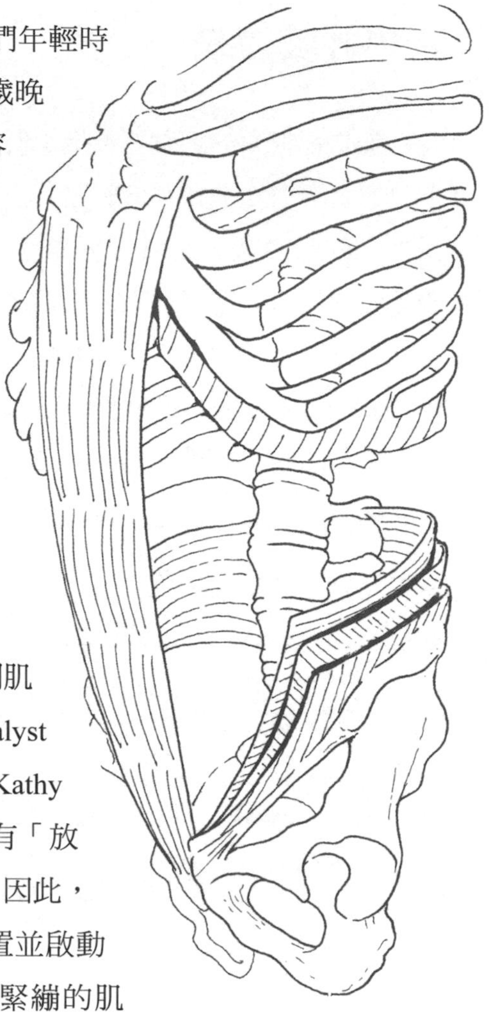

圖 6.2

　　如果你能暫時放下虛榮，專注於你的肌力，你會
發現吸氣擴張會因為活動範圍變大而增強吐氣的收縮。這也表示，在吸
氣時放鬆六塊腹肌，會讓你在做屈曲動作時更有力、更明確、收縮得更
好。

　　要分解呼吸的壞習慣並使用正確肌肉，必須徵召一些肌肉，其他則

要放鬆。停止吸氣和吐氣肌肉之間的拉扯，這兩股相反力量必須走在阻力最小的路上，也就是說，不該有又淺又快的肩膀呼吸，也不該有又重又慢的呼吸（分別是上半部呼吸和間歇閉氣）。按照我的指示啟動吸氣肌肉，放鬆吐氣肌肉：

1. 放鬆腹橫肌。你應該要放鬆胸骨、身體兩側、背部，還有往下到下肋骨和髖關節周圍的肌肉。注意在過程中有造成阻礙的心理及肌肉緊繃。一次放鬆一個身體部位，慢慢練習。

2. 利用呼吸，進行從內而外的伸展。輕柔的在身體中段充氣（Airpack）[4]。凸出肚子，再多吸進一些空氣（大概兩湯匙的量），然後再次放鬆。每次肚子推得更寬、擴張更多，橫膈彎曲的部分（中段）就會下降，進而增加胸腔內的空間。不要吐氣，提醒自己保持放鬆狀態。你可能會感覺到肋間肌些微的伸展。當體內的空氣穩定下來，你會感覺到胸腔為了容納更多空氣而擴張。

3. 注意力放在體內「環狀」的空間，放鬆腋下和背部兩側的肌肉。將注意力放在環狀的呼吸方式，會感覺到身體兩側有些微移動。想像身體內部的空間，吸氣時整個空間都應該持續擴張。

4. 重新定義吐氣。雖然吐氣的確是放鬆，但前提是要先以水平方式吸氣。大多數人吐氣時都漫不經心，請多加注意自己的吐氣及收縮[5]。

4　詳見雷夫・波特金博士（Dr. Ralph Potkin's article）發表於《歐洲應用心理學期刊》（*Journal of Applied Physiology*）的文章，「舌喉吹氣對心臟功能的影響」（Effects of glossopharyngeal insufflation on cardiac function）。

5　保羅・查克（Paul Chek）在他的系列影片中，將吐氣動作稱為「倒垃圾」。

請你這樣做

　　試著垂直呼吸，觀察吐氣效率是不是十分低落。改回水平呼吸，注意你多呼出了多少殘留氣體。

　　在學習的過程之中，你可以用誇張的動作吐氣。想像你要擰乾自己的身體（或是從真空袋中抽出空氣），這個想法可以幫助你啟動腰部周圍、甚至是骨盆底的肌肉，同時喚醒背部；目標是要盡可能的收縮身體中段。

　　你現在正主動使用你的肋間內肌，可以收縮肋骨並擠壓下方的肺。這時全部的肌肉會疊在一起。再來，觀察吸氣時身體是否會稍微往前移動。你要讓橫膈將胸腔推開、腹部放鬆，身體中段就會以它應有的自然方式擴張。接著，放鬆肋間內肌（放鬆腹部以吸進更多空氣），肋間外肌開始運作並將肋骨拉出。身體會先輕鬆的暫停一下再進行吐氣動作，這在精準運動中被稱為「自然停頓」。停頓之後就是「回彈」，你可以主動收縮，提升吐氣的效率。最後，啟動肋間內肌，讓它把身體中段擠壓在一起。這個擠壓的感覺和一開始簡單的腹部擠壓會明顯不同。你可以在背部實際感受到吐氣動作，並了解環狀吐氣是怎麼一回事。呼吸的整個過程結合了拮抗肌相對的放鬆與啟動，順利進行時就如同不停鼓動的風箱一般。

透過背部呼吸

背部開展

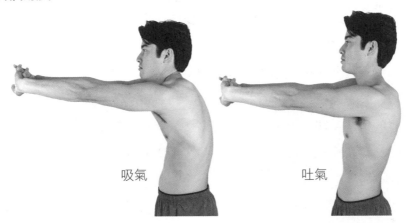

吸氣　　　　　　　吐氣

嬰兒式

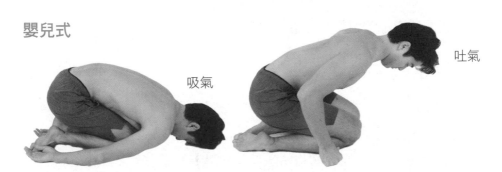

吸氣　　　　　　　吐氣

仰臥嬰兒式

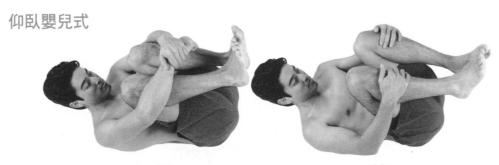

吸氣　　　　　　　吐氣

透過背部呼吸：360 度呼吸

　　練習以上三種伸展時，要專注於吸氣時擴張背部。這個練習非常重要，但很難捉摸，因為呼吸的時候背部的移動是最小的（和身體前半部和兩側相比而言），但還是應該有些微擴張的感覺（如果做鱷魚式，面朝下趴著，吸氣時推地板，就是這些伸展練習反面的版本）。

　　常見的狀況是肌肉緊繃和腹部繃緊造成背部無法擴張。如果你知道背部在呼吸時是可以移動和擴張的，你在呼吸時就會試著拉長背部，而不是擠壓它。

　　可以透過背部呼吸對某些運動員來說至關重要，他們可能需要靈活的透過不同部位呼吸；想像單車選手騎車或是格鬥選手轉換到不同姿勢時，要能透過身體中段不同區域呼吸。

常見問題

Q：我知道聽起來很奇怪，但我的腹式呼吸會卡住。擴張的時候，會感覺有一條鬆緊帶綁在下肋骨周圍，怎麼會這樣？

A：練習伸展時，感覺被難以言喻但令人沮喪的緊繃限制住是正常的。放鬆，這會慢慢改善。

Q：我很難放鬆腹部，而且我覺得繃緊腹部時自己比較警覺。改變呼吸方式的話會改變這點嗎？

A：其實你可以放鬆腹部，採取能保持冷靜和警覺的站姿。或許你從未聽說過這件事，但俄羅斯特種作戰部隊已經推行了好幾十年。繃緊腹部會用掉你希望可以使用的能量。倒立會對你有幫助。

Q：我有辦法像感受其他肌肉一樣，感受到我的橫膈嗎？

A：你肯定更能感受到橫膈的存在，尤其是橫膈邊緣與身體外部肌肉相連的地方。雖然因為橫膈的神經末梢數量沒有那麼多，無法像其他肌肉一樣有燃燒的感覺，但你還是能透過訓練學會感受和區分呼吸肌肉。更好的是，你對身體和身體覺知可以掌握得更好。

> **你已經在通往自動修正的路上**
>
> 現在，你知道你該改善的是什麼。接受瑜珈老師「調整」姿勢的時候，想著你要改善的地方。你的任務是自動修正。其實這件事並沒有這麼難，你只是要讓身體做它應該做的事（而且你小時候曾經做得很好）。

寫給進行格鬥運動的你

透過身體中段的不同區域呼吸

如果你從事的運動是摔角、擒拿、柔道、巴西柔術或綜合格鬥等，無論是專業運動員還是單純愛好者，你都有可能在運動中倒在地上。在最強泥人障礙賽、斯巴達障礙跑等競賽中，參賽者必須負重前進。柔術中，對手的「膝蓋壓制」動作就是把膝蓋壓在你的胸膛上，而「堆疊」就是指壓迫上胸和喉嚨，造成對手的痛苦。

你應該要可以在身體中段的不同區域呼吸，包括身體正面的四個象限區域，還有背面的四個。使用 Coregeous ball [6] 彈力球，趴臥在上面，

6　示範者所使用的石墨色彈力球可以前往以下網址購買：http://www.tuneupfitness.com。

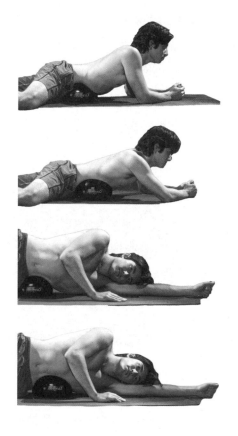

練習透過身體的另一部分呼吸。接著換成側躺，將球放在身體那側底下，上下兩個位置都要進行，用「另外一邊」的肺呼吸。再回到趴臥姿勢，請別人將球分次放在肚子的四個區域，呼吸時往另外三個方向擴張[7]。

　　如果你是垂直呼吸，一旦「我沒辦法呼吸了」的想法出現在腦中，你更可能會驚慌（原始的恐懼）。而如果你知道你在任何姿勢都可以呼吸到滿滿的空氣，無論處於什麼狀況你都會感到安全。解決方法就是習慣不適或痛苦，如此一來，情況會從難以忍受變成僅只是令你煩躁。待在受限的空間中和心理層面的因素有關。情況可能是摔角對手試圖悶住你、戴著頭盔在狹小的空間爬行，或是火災發生時的一片黑暗。疼痛也是可以習慣的，除非它已經在提醒你快要受傷了。如果你能察覺並容忍有限度的不適，代表你的內心更有韌性了[8]。

7　根據加拿大籍拳擊手史密林荷・拉瑪（Smealinho Rama）於 2018 年 5 月 22 日的談話中所述。

8　艾瑞克・佩波博士（Erik Peper）等。「瑜伽大師，身體洞察的生理關連性：疼痛與出血控制」（The Physiological Correlates of Body Piercing by a Yoga Master: Control of Pain and Bleeding）。

> 「對格鬥運動的呼吸而言，節奏和時機是最重要的。我曾經和一個會不停防守和反擊的人對打。我注意到她要出拳時會吐氣，且她的直拳會快一毫秒出來，這會提醒我她要攻擊。雖然這件事非常細微，然而一旦觀察到了，我馬上就能從吐氣的聲音判斷她的下一步。[9]」——芬尼克斯・卡納佛（Phoenix Carnevale），武術家及格鬥評論員

> 「控制呼吸，否則呼吸就會控制你。擒拿選手呼吸法是深層的無氧呼吸，就是你早晨醒來時的那種呼吸。非常深且慢。[10]」——艾瑞克・柏森（Erik Paulson），傳奇綜合武術家、格鬥寢技（Combat Submission Wrestling）協會創辦人及《混戰：美國降服式摔跤的歷史》（*Rough and Tumble: The History of American Submission Wrestling*）書籍作者

倒立練習

以手臂支撐頭的靠牆倒立很安全，而且對身體有許多好處[11]。除了可以重啟神經系統、倒立機也可以做到的情緒和脊椎改善，這種倒立還能訓練你將動作位置固定在身體中段（也就不會使用到肩膀），並擴張這個區域（活動範圍），因為器官的重量會從相反的角度推動胸腔。但你得學會忍受血液倒流，這對大多數成年人而言不甚舒服，因為大部分

9　訪問於 2019 年 3 月 12 日。

10　私人信件，2018 年 11 月。

11　《華爾街日報》（*The Wall Street Journal*）在 2014 年 6 月 6 號曾經刊登一篇有趣的文章，宣揚倒立的好處。

人早就不會再倒掛在單槓上或是側空翻了。

可以使用 FeetUp® 的倒立訓練器材，或是將兩箱紙放在頭的兩側並靠牆。頭不要直接碰到地板，如果你需要墊高一些或是肩膀受不了太硬的平面，可以再墊條毛巾。

這個姿勢是從瑜伽發展而來，屬於較為安全的倒立姿勢。身體的重量是放在肩膀而非脖子，也因此你在呼吸時就無法使用肩膀。橫膈的運作會因為倒立而有些不同，但這個姿勢能讓你在肩膀完全沒有移動的狀況下呼吸（近似於農夫走路動作）。以下是進行這種倒立的步驟：

1. 把頭放置好，給自己幾秒鐘的時間習慣上下顛倒的狀態。
2. 肩膀盡量靠近牆。
3. 開始做下犬式。
4. 停留在下犬式幾秒鐘。
5. 其中一隻腳向上延伸，進入到倒立動作。
6. 專注在吸氣和吐氣時的感受。
7. 注意你在肩膀沒有移動時是如何呼吸。
8. 吸氣並擴張肋骨。感受肋骨的移動。
9. 吐氣並將肋骨納入身體的收縮範圍。
10. 緩慢的離開倒立姿勢，一次放下一隻腳。你可以在嬰兒式停留一陣子。

將倒立的器材放在家裡或是辦公室，一天可以做個幾次。開始用倒立訓練你的肋間肌、腹肌及橫膈。

現在站起來，閉上眼睛，看看你是否能有和倒立時同樣的感覺。請記得：吸氣時擴張，吐氣時收縮。無論處於什麼姿勢，你的目標都是要擴張呼吸。

> 想像身體上下顛倒時會發生什麼事。肌肉必須以完全不同的方式運作。重力的推力和拉力會影響肌肉。

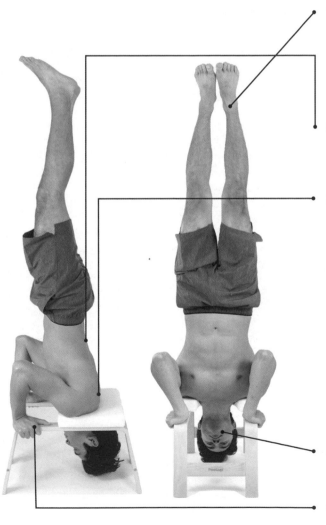

1. 腳要碰到牆。這個姿勢是要訓練橫膈，而不是平衡感。

2. 調整脊椎，確保身體沒有歪斜。

3. 放鬆肩膀、不要出力，讓身體重量放在肩膀上。頭部向地板方向伸展。（再次說明，如果肩膀會痛的話就先離開倒立姿勢，在支撐位置墊條毛巾後再重新開始。）

4. 放鬆雙頰、下巴及臉部。

5. 你也可以選擇將手放在地板上。

常見問題

Q：不知為何，我很害怕倒立的感覺，我怎麼了？

A：你可能好幾十年沒有頭下腳上了，慢慢來。因為我們是要訓練肌肉，所以可以用「輔助版本」進行，不一定要使用頭支撐的倒立。也因為這個輔助版本不是要訓練平衡感（你要靠著牆），你可以盡量放鬆，這種警戒的感覺會慢慢褪去的。

Q：倒立機也能達到相同功效嗎？

A：不能。在倒立機上你還是能用肩膀呼吸，但我們就是希望你完全不要用到肩膀。

Q：那倒掛可以嗎？

A：理由同上。

Q：手倒立呢？

A：手倒立的姿勢目的是要訓練平衡感，所以你必須繃緊肌肉、支撐身體重量，這和我們的練習目標完全不同。

注意事項

好：將這個動作當作運動，還有你擺脫心理困境、重啟神經系統的方式。

壞：一開始就倒立太久，臉上的小血管可能會受到影響，不過這不嚴重，很快就會消失。

好：經常做倒立練習，這是學會重啟身體及真正深呼吸的最快方
　　式。

壞：讓你的頭碰到地板。如果發生這個狀況，代表你需要再墊高一
　　些。可以換成高一點的箱子，或是再墊一條毛巾在肩膀下。

自我評估

進入下一章之前，請先進行自我評估。你的成績有進步嗎？請再次
測驗你的呼吸智商，記得要將呼吸方式的改善納入評分。你有更理解呼
吸嗎？你應該要可以很有自信的說：

1. 我的呼吸在生物力學上有效的。

2. 我的呼吸在解剖學上是一致的。

3. 我的呼吸方式讓我可以自行選擇情緒或交感狀態。

4. 我的呼吸方式讓我可以保持心理狀態的穩定並進入心流。

5. 我的呼吸方式能提升我的肌力和調控力量。

6. 我的呼吸方式讓我可以真正的恢復並再生。

第七章

姿勢和骨盆底

如何不穿成人紙尿褲

Posture And Pelvic Floor:
How To Not End Up In Adult Diapers

解剖型呼吸和力學型呼吸

你可能有聽說過呼吸可以分成兩種類型：解剖型呼吸和力學型呼吸。這一章中，我們會仔細分析這兩種呼吸，還有你何時應該使用哪一種方式。

1. **解剖型呼吸**：解剖型呼吸通常是連續的呼吸，也就是說吸氣會與動作的離心階段配合，吐氣則是向心階段。吸氣時，脊椎會伸展；吐氣時脊椎屈曲。如果身體正在聚合、壓縮，就是吐氣。

2. **力學型呼吸**：當你為了搬重物或是透過吐氣做出爆發動作，控制腹部繃緊及腹內／胸腔內壓力，就是力學型呼吸。舉重時通常會使用力學型呼吸，並進行短暫的閉氣。

解剖型呼吸	力學型呼吸
重點在於身體是伸展或屈曲	重點在於脊椎和腹部繃緊
連續呼吸	進行短暫的閉氣／伐氏呼吸（Valsalva maneuver）以保持身體穩定
「打開」或升高時伸展	吐氣以產生力量
降低或收縮時吐氣	無論是推還是拉的動作（離心或向心）吐氣時都會出力

　　然而，有時候會出現這兩種呼吸的混合版。你在做一整套的動作組合時，可能會在兩種呼吸間反覆切換，你要知道你用的是哪一種。不要在脊椎需要保護時，使用無法支撐脊椎的呼吸，也不要在不應該閉氣的時候閉氣。

　　無論使用哪一種呼吸都要非常小心，因為你可能會誤入歧途。解剖型呼吸常見的重大錯誤是進行過肩運動時變成垂直呼吸。即使你高舉雙臂，身體中段仍然必須擴張。另一方面，力學型呼吸最大的錯誤就是腹部持續繃緊，會導致過淺的垂直呼吸。

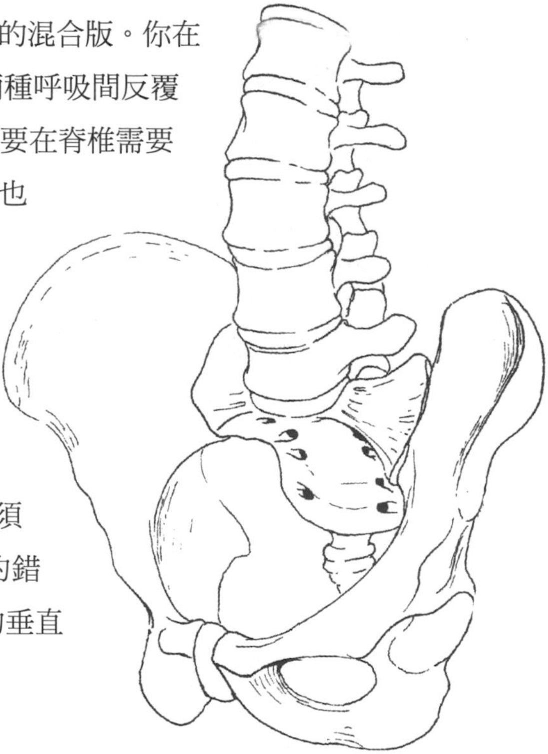

圖 7.1

眼鏡蛇肌與骨盆底

因為解剖學大師湯瑪斯・邁爾斯（Thomas Myers）[1]的緣故，腰大肌又被稱為眼鏡蛇肌。讓我說明一下：腰大肌負責幫助橫膈與骨盆底共同運作。如果你的呼吸智商不高，你的腰大肌也會受到影響，可能會被排除在運作過程之外（緊繃或過度伸展）。

把橫膈想像成一個面朝下的碗，而骨盆膈膜是在它正上方稍小一點的碗。如果它們有相互對齊，你的肌力和平衡將會更好。

> 髖關節和胸腔的排列結構非常複雜，在本書中無法完整的說明。但你應該要花些時間觀察這些結構，呼吸是改善排列狀況的關鍵。姿勢呼吸矯正協會負責人容・如絲卡（Ron Hruska）曾經詳細的說明呼吸在這方面的重要性。請上網搜尋他和他針對橫膈膜與肋骨貼合區域（ZOA）的討論。

呼吸的故事

「我學會想像橫膈的形狀、了解橫膈應該連接骨盆底的上方之後，我變得更強壯，也更安心了。」——道格・F（Doug F.）

「做為一名舞者，我以為要優雅的向上伸展與「拉長」，都必須閉氣或是用身體上半部呼吸。我以前不曉得這會影響我的動作流暢度。」——卡羅里・W（Carolee W.）

---

1   如果想了解關於姿勢扭曲的知識，可以參考湯瑪斯・邁爾斯所著之《解剖列車》（*Anatomy Trains: Myofascial Meridians for Manual and Movement Therapists*）。

> 潔希・埃利薩里（Jesse Irizarry）所寫的「透過適當的核心訓練，獲得怪異力量」（Freakish Strength with Proper Core Training）是說明腹部繃緊及骨盆底的文章中，我最喜歡的其中一篇。這篇文章大略概述了醫學文獻，提供清楚的解釋，並釐清了許多健身房裡常見的迷思。

骨盆底：你的單車坐墊

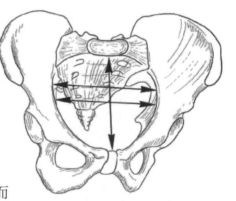

大多數人在發生問題之前都不會想到骨盆底的存在。會發生什麼問題呢？只要不是最佳的呼吸方式（呼吸智商低於 A 等級）就可能會導致或加劇骨盆底問題。根據統計數據，即使現在尚未出現問題，可能也是遲早而已。每個人似乎都有高機率面臨骨盆底功能

圖 7.2

異常的狀況。經歷過生產或剖腹產的婦女有出現骨盆底問題的風險。而根據因古德・E・尼加（Ingrid E. Nygaard）和珍奈特・M・蕭（Janet M. Shaw）2016 年在《美國婦產科學期刊》（*American Journal of Obstetrics and Gynecology*）所發表的文章，跑者和舉重選手是最常面臨骨盆底功能異常的運動員。

通常人們身上已經存在骨盆底功能異常的問題，但並不認為問題和骨盆底有關，或者就跟面對任何身體不適時一樣，期待症狀自行減輕。如果你有下列任何一個問題，哪怕「只有一點點」，都應該要去找專治骨盆底的物理治療師：

1. 下背疼痛
2. 痔瘡
3. 便祕
4. 容易尿急或是尿不出來
5. 疝氣和／或腹直肌分離（腹部結締組織分開）
6. 流向生殖器官的血液不足
7. 坐姿、運動或排尿／射精時鼠蹊部或髖關節疼痛
8. 大笑、咳嗽或跳躍時會「滲漏」

> 「無論是輪椅還是辦公椅，只要是坐著再加上垂直呼吸，就是導致消化系統不良和淋巴阻塞的成因。不過，只要我們開始進行更慢、更深的水平呼吸，最快發生的改變就是身體內部器官得到它們需要的按摩和擠壓。[2]」

　　首先，你必須能夠想像身體器官的運作。橫膈的形狀就像一個大飛盤，下方還有一個稍微小一點的飛盤。兩個飛盤之間是你的消化器官和下背部。即便是最輕微的呼吸，這些飛盤都應該與其同步移動。如果每天可以進行數千次這樣的移動，你的脊椎、消化甚至情緒都會改善。

　　接著，你要感受它們在身體裡的位置。感受兩側坐骨之間的空間，以及由前到後、恥骨和尾骨之間的空間。雖然骨盆膈膜並不像橫膈一樣呈圓形，但只要加上連接側邊和上方的肌肉，這二十幾塊肌肉就構成了身體軀幹的基礎。

　　如果以上說明都還無法吸引你的話，看看這個：你是否有好好理解

2　訪問坐式太極拳專家尚‧貝提斯特（Sean Baptiste）於 2018 年 12 月 11 日。

與照顧這二十幾塊組成骨盆底並附著其上的肌肉，會直接影響你的平衡、肌力及下背健康。

如何進行

1. 以橫膈進行水平呼吸。修復呼吸的生物力學自然會對骨盆底的健康產生好的影響。

2. 配合骨盆底，調節吸氣與吐氣。吸氣時，放鬆骨盆底；吐氣時，應該要感受到骨盆底擠壓並進入身體內部。吸氣時的放鬆和吐氣同等重要。

3. 檢查姿勢。持續伸展的前傾骨盆代表有過多的壓力在推擠骨盆底。

4. 同時啟動並正確加壓。當你為了舉重而繃緊腹部，請同時繃緊骨盆底。否則，所有壓力都會向下，往阻力最小的地方前進。如果你在舉重時感覺骨盆底有下垂或凸起（骨盆底腫脹）的狀況，你可能會面臨疝氣或是尿道和直腸鬆弛的問題。當你要繃緊腹部時，應該同時啟動腹部、骨盆底、身體兩側及背部。

不像任何芭比娃娃或世界娛樂摔角的約翰・希南（John Cena）公仔那樣，骨盆底不是光滑厚實、包裹著胯部和髖部的肌肉。骨盆底由三層相互交織的微小肌肉組成，包含尿道和直腸（還有陰道，如果你有的話）的開口。你怎麼會想要推壓骨盆底？骨盆底會延伸到脊椎底部的前緣，請想像一下。

本章最重要的就是理解呼吸與骨盆底健康這兩件非常重要的事情之間，有著驚人的交互作用。現在，你知道身體底部和呼吸方式兩者密切相關，掌握這個概念將令你事半功倍。

運動引起的尿失禁（*EUIL, exercise-induced urinary leakage*）和運動強度沒有關聯，這個誤解是個大錯特錯的滑坡謬誤。

> **「線條明顯、肌肉發達」卻功能失調**
>
> 如果身體中段姿勢不良又承受過多壓力，兩塊腹直肌（六塊肌）之間的縫隙就會擴大。縫隙位於白線處，即腹部前側結締組織的中線膠原蛋白結構。營養運動（Nutritious Movement）創始人及生物力學專家凱帝·柏曼（Katy Bowman）專門研究這個問題，請參考她的網站及著作《腹直肌分離》（*Diastisis Recti: The Whole-Body Solution to Abdominal Weakness and Separation*），這本書應該要放在每個人家裡茶几的正中間。

讀完本章之後，你會比大多數人更了解骨盆底，包括骨盆底的位置、運作方式、如何與橫膈相連，以及它為何必須既柔韌又強壯。

吸氣時，橫膈會變平，而骨盆底肌肉會伸展，以適應器官的下降。吐氣時，器官再次彈起，填滿胸腔圓盤下形成的空間。可以用許多物理治療師也會使用的易開罐來想像，你的骨盆底是身體軀幹的基礎，也就是易開罐的底部。

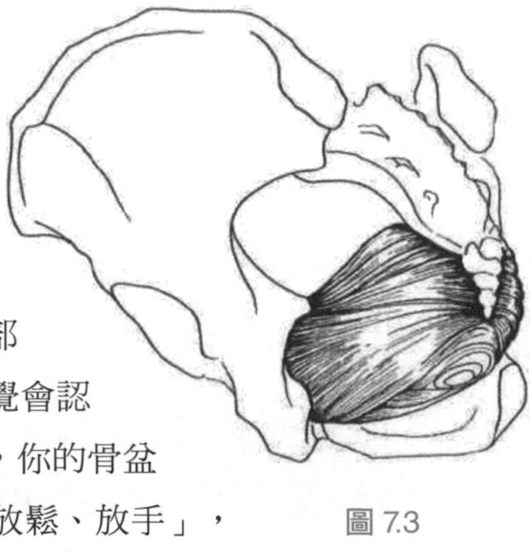

不要忘記力學的部分。如果你和大部分成年人一樣垂直呼吸（身體上半部呼吸），使用上胸部和肩膀移動，你直覺會認為吐氣是向下的運動。但非常糟糕的是，你的骨盆底正在受苦，因為你的吐氣被誤解成「放鬆、放手」，

圖 7.3

你讓你的身體提不起勁。這不僅會導致無效的吐氣（過多殘留氣體），身體還會為了減輕空氣飢渴的感覺，而加快呼吸速度。這種情況該如何處理呢？訓練自己進行正確的呼吸，骨盆底的健康會隨胸腹水平呼吸而來。總結而言，吸氣時擴張身體中段，吐氣時收縮。同樣地，吸氣、放鬆、擴張，而吐氣代表「整個易開罐」都要運作：底部收縮、中段變窄，頂部（橫膈）向上呈圓盤狀，幫助胸腔變窄。

　　研究發現許多人在吐氣時會錯誤地向下壓骨盆底，而這主要是因為功能異常的力學導致吐氣時向下運動。將吸氣和吐氣改為水平方式，骨盆底收縮就會變得正常。

> 媒體數位化之後，平面媒體（如書籍和雜誌）的股價顯著下滑，是誰取代了紙類產業中平面媒體的位置？ Market Watch 網站 2019 年 3 月 21 日的報導中表示，紙類產業成長最快的市場之一是成人紙尿布。「到了 2024 年，成人紙尿布的全球市場規模將來到 145 億美元。」這個產業的衣食父母就是不照顧骨盆底的人（其中如果男性活得夠久，他們都會面臨前列腺和骨盆底問題）。而考慮到久坐、呼吸不正確，以及不良結構排列導致的錯誤身體加壓，都會加劇骨盆底功能異常的狀況，成人紙尿布產業的股價會持續上漲。

常見問題

Q：我應該先追求正確呼吸方式，還是先解決我的姿勢問題？

A：先處理呼吸方式。當你開始用身體中段呼吸，結構排列會較容易改善。再者，大多數要協助改善姿勢問題的指示只會讓人更加緊繃，無法在吸氣時放鬆。

繃緊腹部為何會讓骨盆底「裂開」？

轉開牙膏的瓶蓋，開口朝下，並從中段擠壓牙膏。若你只有繃緊身體中段（即使已經在進行環狀呼吸），你就是壓在骨盆底上。骨盆底剛開始可能還可以承受，但它終究會裂開，開始滴漏。

緊繃的肌肉就是虛弱的肌肉

如果你的骨盆底已經很緊繃，你又進行凱格爾運動（Kegel exercise），它只會越來越緊、越來越虛弱，而且你無法察覺。如何確保你有伸展到它？鎖上門，準備一顆軟的彈力球。

Step 1：用彈力球按摩坐骨外圍的臀大肌，找到激痛點。

Step 2：把彈力球放在尾骨正前方，直腸和尾骨之間。慢慢將身體壓上去。將球向右移動 2 公分，再次壓上去。現在你找到你的骨盆底內部了。將球緩緩在你的「單車坐墊」附近滾動。

Step 3：吸氣、腳尖朝前，感受坐骨之間的空間及從恥骨到尾骨空間的放鬆。吐氣時，用下腹部和臀大肌擠壓這些地方。之後你可以不要使用下腹部和臀大肌，直接擠壓這些地方，甚至可以再細分成四個象限區域。

與肌力有關的下一章中，我們會再談到繃緊腹部。現在，你要先啟動骨盆底，不要將它排除在呼吸過程之外，否則可能會讓骨盆底變得脆弱、導致疝氣發生。

久坐不動和垂直呼吸傷害了我們的骨盆底，再加上高強度間歇運動、舉重和長距離慢跑的流行，身體運作支離破碎，情況非常嚴峻。

試試看

　　要在呼吸時同時感受肋骨和骨盆底收縮，最適合的動作就是貓牛式。首先，確認你的呼吸是正確的。吐氣時，身體內部清空，頭自然垂下並放鬆，背部呈圓弧形，這是解剖型呼吸。吐氣將空氣全部排出，並收縮骨盆底。你會立刻了解這個動作的重要。現在，坐著再試一次。

呼吸的故事

　　「提升骨盆底的覺知讓我可以更輕鬆的進行身體中段呼吸。吐氣時，我會收縮骨盆底，並在吸氣時放鬆（反向凱格爾運動），這讓我可以保持正確呼吸。而且這對我的勃起有幫助？那就來吧。」──湯姆・R（Tom R.）

規則

　　接下來，我們會開始深入分析呼吸及耐力運動，但在往下閱讀之前，請確認你已經熟記以下三點：

1. 不論你在做什麼，你的呼吸都應該是完整的。你可能在閉氣，可能在為了重新繃緊腹部而發出呻吟（這就是人為何會呻吟的真正原因），可能在努力吐氣，也可能在嘗試多做五下壺鈴擺盪。無論目標是什麼，都要確保你對於「你的呼吸狀況如何？」的回答不是「我不知道」。接下來的幾章，我們也會再重新檢視這一點。
2. 確保你沒有在不必要的時候閉氣。如果你閉氣是因為在訓練過

程中十分專注、承受壓力，或是你只是沒有注意到，這都代表沒有足夠的氧氣進出你的身體，這會影響你的能量程度。如果你要閉氣以繃緊腹部，請使用正確方法。

3. 組間休息請好好呼吸。不要把這個時間拿來自拍，也不要用來後悔剛剛上場時沒做好的地方。這段休息非常重要，可以減少脊椎的壓力，平衡二氧化碳，移動橫隔膜和肋間肌以消除乳酸和幫助你重啟身體。

我們會詳細介紹這些步驟，並提供實際建議。[3]

3　以下是你應該知道的骨盆底健康專家和推廣者：Pelvic Mafia 創辦人茉莉・韋伯（Julie Wiebe）、伊莎・赫瑞拉（Isa Herrera）、萊絲莉・哈洛德（Leslie Howard）、蘇・克福特（Sue Croft）、瑪莉・歐道爾（Mary O'Dwyer）、Pelvic Guru 創辦人崔西・朔爾（Tracy Sher）、伊納・梅（Ina May）、史黛西・伐特曼（Stacey Futterman）、凱瑟琳・凱賽（Kathryn Kassai）、艾米・史戴（Amy Stein）、蘇・克福特（Sue Kroft）及赫曼・瓦歷斯（Herman Wallace）。

第八章

為耐力而呼吸

如何跑得更快卻更輕鬆

Breathing For Endurance:
How To Run Faster (And Have It Feel Easier)

　　需要耐力的活動在成為一種運動或精神啟發方式之前，其實是一種生存手段。演化生物學家丹尼斯・布蘭柏（Dennis Bramble）和丹尼爾・利伯曼（Daniel Lieberman）指出，人類在兩百萬年前就已經開始有長跑的行為，且長跑是人屬（Homo）衍生出的能力。兩位生物學家發展出「奔跑的人」（running man）理論，認為人類之所以能生存和進化，就是因為可以進行長距離的捕獵。

　　這個理論背後的想法是在野生環境中，比起大多數的動物，人類體型小、速度慢，又較為瘦弱。人類的速度無法超越獵豹，肌肉也不會比大猩猩多。但人類因為毛髮較少、擁有流汗的能力，可以在長時間內以合理的步速移動並有效的冷卻身體。

　　布蘭柏和利伯曼在《自然》（Nature）雜誌中寫道：「每個人都說

人類很不會跑步，因為通常大家想到的都是衝刺短跑。」「我們的短跑確實很差，但我們非常擅長長跑。」

　　我們的祖先在「耐力狩獵」中利用這種持久力，發揮人類的優勢。耐力狩獵即是追逐動物，直到動物精疲力竭[1]。遠在長矛發明之前，我們的祖先就已經使用了這種狩獵方式。耐力狩獵在非洲（捻角羚、角馬和其他體型更小的動物）、北美（塔拉烏馬拉人會追捕鹿隻直到它們倒下）及澳洲（追蹤袋鼠）都有實行的紀錄。有趣的是，喀拉哈里沙漠的布希曼人現今仍持續進行耐力狩獵。

> 原始生存主義者及《現代製刀指南》（*A Modern Guide to Knifemaking*）一書作者蘿拉・札拉（Laura Zerra）認為，「耐力狩獵是公平追捕的終極形式。」她表示，「人類雖然無法在短距離內跑得比獵物快，但我們可以結合追蹤和步行，讓獵物筋疲力盡的倒下。」（你可以在探索頻道的《原始生活21天》節目中看到蘿拉。）[2]

　　時間快轉到首次舉辦奧林匹克運動會的西元前 776 年。比賽每四年舉行一次，持續了約一千年。那個時代成就最高的跑者是羅德島的列奧尼達斯（Leonidas of Rhodes），他在斯泰德賽跑中獲得勝利，比賽距離約 193 公尺，是傳說中海克力士（Hercules）一口氣可以跑的長度。

　　在地球的另一端，亞洲各地的僧侶踏上（非常）漫長的修行之路，測試自身的極限，其中一些僧侶僅僅依靠呼吸訓練維持生命。據傳西藏的神行者（Lung-Gom-Pa）能連續行走 48 小時，每日距離 200 英里。

1　丹尼爾・利伯曼於 2018 年 11 月 17 日電子郵件中所述。
2　於 2019 年 1 月 6 日訪談。

訓練中的神行者會與世隔絕九年的時間，隱居於簡樸的冥想處所。

如果九年的隱居生活加上每日 200 英里的疾走對你而言太不真實，往西 2850 英里到日本，會有更令人難以置信的事。日本比叡山的馬拉松僧侶會嘗試連續一千天每天跑 18 到 25 英里，失敗則自盡。根據《越野跑者》（*Trail Runner*）雜誌報導，自西元 1885 年起，已經有 46 位僧侶完成這一千天的旅程，不過這份報導沒有寫出有多少人失敗。

在美國廣袤土地之上，長途步行也有著悠久而輝煌的歷史。就像古希臘的信使一樣，易洛魁人的送信人可以在三天內走完 240 英里。阿帕契展示每天徒步行走 75 英里，穿越美洲大陸上最崎嶇的土地。傳說中，波尼族一位被稱為巨鷹酋長的領袖曾經兩度在 24 小時內跑了 120 英里[3]。

1896 年的希臘奧運是現代首次舉辦馬拉松比賽，當時的距離為 40 公里（比 25 英里少一些）。第一屆波士頓馬拉松在隔年舉行，來自紐約的約翰・J・麥克多瑪（John J. McDermott）以三小時內跑完 24.5 英里的紀錄贏得比賽。

二十世紀末是大型比賽非常繁盛的時期。第一屆環法自行車賽於 1903 年舉行，總共有六個賽段。比賽的第一站和最後一站相距近 300 英里遠。大約在同一時間，挪威舉行了北歐混合式滑雪比賽，這項賽事結合了跳台滑雪及 10 公里越野滑雪（如果你覺得 10 公里聽起來沒有很遠的話，你一定沒試過越野滑雪）。越野滑雪選手的最大攝氧量極高是有原因的。

3　他可能也是世界上第一位在四分鐘內跑完一英里的人。根據內布拉斯加州悉尼軍營的美國軍隊軍官所述，1875 年巨鷹酋長曾在 3 分 58 秒內跑完一英里，比起羅傑・班尼斯特四分鐘內跑完一英里的官方紀錄早了 78 年。

　　最早的三項全能賽舉行於 1974 年 9 月 25 日星期三，46 名參賽者進行跑步 6 英里、自行車 5 英里、游泳 500 碼的競賽。參賽者中的約翰・柯林斯（John Collins）是一名海軍軍官，他將這個比賽辦得更大、更殘酷，結合了當時聞名的 2.4 英里威基基游泳賽、歐胡自行車環島賽（從 115 英里降為 112 英里）及檀香山馬拉松，成為歷史上首場的鐵人三項競賽。

節奏呼吸：重大好處

　　傑克・丹尼爾是耐力長跑領域最受尊敬的人物之一，曾被《賽跑者世界》（*Runner's World*）雜誌選為世界最佳教練。他曾執教於 8 支全國冠軍隊伍，培養了 130 名全美運動員，並指導過無數的專業運動員及奧運選手。除此之外，丹尼爾還在他的實驗室詳加研究跑步這項運動。

　　丹尼爾在 Run S.M.A.R.T. Project 中表示，「指導大學跑步運動員的好幾年裡，我們總是請跑者記錄自己的呼吸方式，並經常請他們站上跑步機，觀察他們在不同速度時使用的呼吸節奏。」工作人員不會告訴跑者他們在觀察呼吸，只會在旁邊觀看並注意是否有任何模式出現。他們表示，「大約有 86% 的人呼吸是 2：2 的模式（代表吐氣兩步、吸氣兩步）。另外，麻省大學阿默斯特校區的研究人員證實，較無經驗的跑者沒有特定的呼吸節奏，而經驗較為豐富的跑者無論是否有意為之，都會配合步伐吸氣和吐氣。

　　丹尼爾說道，「大多數的專業跑者在進行高負荷的測驗時，都是使

用2：2或2：1的呼吸節奏[4]。」為何是這兩種模式？丹尼爾表示，這和每分鐘最大通氣量有關，也就是每分鐘進出肺部的空氣量。如果跑者吸氣達到四步，而非只有兩步，在類似的較慢模式之下，他可以深呼吸，但呼吸不快，而這會減少每分鐘通氣量。相反而言，如果跑者想要呼吸得非常快，可能一步吸氣、一步吐氣，他就不太可能做到深呼吸，而潮氣容積也會變得相當低。這時空氣會經過跑者的「解剖無效腔」，即無法吸收氧氣的呼吸道。丹尼爾的研究結果一致顯示，大多數跑者在速度很快的時候，呼吸模式若是2：2、2：1或1：2，每分鐘通氣量會最高。請注意，上一句話是說「速度很快的時候」。丹尼爾說，如果你想跑慢一點，比如說在馬拉松比賽前段想要節省能量的時候，吸氣和吐氣分別持續更久（各三步或是更多）會有幫助。

　　跑步教練及四度取得美國奧運馬拉松參賽資格的巴德・柯慈（Budd Coates）則寫道，「透過規律呼吸來衡量所需體力讓你可以直接與身體對話，而身體會提供即時回饋，並讓你完全控制自己的體力和速度。」在他的《在空氣中奔跑》（Running On Air）一書中，柯慈建議採取不一樣的模式。這個模式的步數為奇數，比如說吸氣三步、吐氣兩步，總共五步，稱為五步（或是3：2）模式。步數是奇數可以確保你在吐氣時不會永遠都是同一腳落地。跑步過程中，腳著地的時候對身體的衝擊力最大。醫學博士、美國醫師學會（FACP）會員及美國胸科醫師學會（FACCP）會員艾伯特・里佐（Albert Rizzo）在美國肺臟協會的部落格中解釋道，「衝擊力是在吐氣剛開始時產生，也是骨盆和核心最不穩定的時候。」要降低受傷的風險，你必須將衝擊力均勻分散在身體上，變換吐氣時著地的腳。

4　丹尼爾於2018年9月10日的電子郵件中所述。

呼吸模式與速度：每個人需要的不同

　　節奏呼吸還可以作為內在的測速計，跑者可以根據呼吸調整速度快慢。如果 2：2 或 3：2 的模式太過輕鬆，表示跑步速度可以更快。如果要跟上當前節奏對跑者而言過於吃力，代表跑太快了，必須慢下來，讓呼吸和步伐重新同步。

　　丹尼爾表示，呼吸監測在許多狀況下都是相當有用的工具，包括在海平面以上進行訓練的時候。跑者通常會問：「在海拔較高的地方我應該要跑多慢？」他會回答：「讓你的呼吸告訴你。如果你在海平面時使用某個節奏，在海拔較高的地方使用同樣節奏時，就要跑得稍微慢一點。如果你無法跟上節奏，就代表你的速度太快了。」

　　如果節奏呼吸是內在的測速計，呼吸模式就是車檔。當你的呼吸肌肉變得更強壯，你可以觀察你的身體如何適應更高的運動強度。接著，你就可以根據你想要的速度切換「車檔」。

呼吸節奏	呼吸狀態
5：5	非常慢又放鬆的運動強度（吸氣五步、吐氣五步）。
4：4	
3：3	可以輕鬆的進行長程節奏跑。
3：2	
2：2	
2：1	高運動強度、高間歇、上坡跑。

　　柯慈建議在運動強度為輕鬆到中等時使用 3：2 的模式。如果速度更快的話，可以使用三步（2：1）的模式。他也建議跑者可以在訓練中多加嘗試，找出最適合自己的模式（舉例：步數更少的模式有助於上坡跑）。

請你這樣做

　　丹尼爾表示，「繞著操場跑五圈。以 4：4 的模式跑第一圈（吸氣四步、吐氣四步）。第二圈 3：3、第三圈 2：2、第四圈 1：1。第五圈時再回到 4：4。試試看哪一種最適合你。」

呼吸的故事

　　「跑步剛開始時，我會吸氣四步、吐氣四步。我非常清楚我應該要在什麼時候換成吸氣三步、吐氣兩步，然後最後上坡時要用 2：2 或 2：1。我很認真在改善我的呼吸力學並強化呼吸肌肉，而當我要加快速度時，竟然完全不費力。我以為是個意外，但再度發生時才發現原來不是。我在跑步方面完全沒有任何改變，我只有進行呼吸練習。」——韋恩・R（Wayne R.）

最大攝氧量：那是什麼？

　　最大攝氧量（VO_2 max）[5]就是你身體供給氧氣的能力，也就是運動強度持續增加時能夠攝取的氧氣最大量。最大攝氧量包含所有提供肌肉

5　V 是容積（Volume）、O_2 是氧氣（Oxygen），max 則是最大值（maximum）。

能量過程中所需的每一步驟，包括吸氣進入肺部、空氣透過血液輸送到肌肉，還有肌肉本身的攝取。許多人認為，擁有很高的最大攝氧量是耐力運動員的黃金標準。不過，最大攝氧量並不會直接決定運動表現。

挪威自行車選手奧斯卡・斯文森（Oskar Svendsen）是迄今最大攝氧量最高的人（97.5 毫升／千克／分鐘）。2014 年，他在接受《全球》（*The Globe*）雜誌訪問時表示，「這幾年來，我還是會輸給攝氧量較低的人。」研究顯示，訓練呼吸肌肉不一定會增加最大攝氧量，但會帶來更好的結果：更強壯的呼吸肌肉會降低你對運動強度的感知、延緩疲勞的產生，還能讓你在負荷較高的狀況下維持更久，而這也是嘗試提升最大攝氧量時的首要目標。總而言之，必須進行訓練以改善最大攝氧量和強化呼吸肌肉。

大部分的專家都同意，要提高最大攝氧量，最好的訓練方法是以高強度跑 4 到 8 分鐘。你也可以嘗試跑 4 回合 1000 公尺（大約兩圈半操場），每回合之間休息 2 到 3 分鐘。2016 年，《運動和訓練中的醫學和科學》（*Medicine and Science in Sports and Exercise*）期刊上發表的一項研究發現，在進行這種訓練六週之後，受試者的最大攝氧量提高了約 10%。

最大攝氧量紀錄

1. 動物最高最大攝氧量：艾迪塔羅德雪橇犬（Iditarod Sled Dogs）：200
2. 人類最高最大攝氧量：奧斯卡・斯文森（Oskar Svendsen），自行車選手：97.5
3. 久坐不動的男性平均：45
4. 久坐不動的女性平均：39

以耐力為考量的呼吸目標

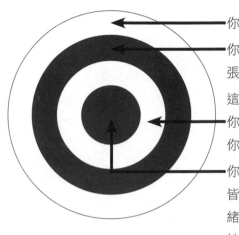

你有意地透過呼吸來解毒、修復和休息。

你透過呼吸安撫神經系統、緩解賽前的緊張。你僅用鼻子呼吸。

這個階段，你部分時間是有意識的呼吸。你會以呼吸檢視運動強度，並調整速度。你可能會改成用鼻子吸氣、嘴巴吐氣。

你同時使用嘴巴和鼻子呼吸（嘴巴和鼻子皆有進出空氣）。呼吸的聲音可以淨空思緒。運動強度很高時，你會覺得很有挑戰性，感覺身體很強壯。你對正在從事的運動得心應手，目標近在眼前。

這些目標和你在進行耐力運動時的呼吸意識有關。了解自己應該將多少注意力放在呼吸上，有助於變換「車檔」（呼吸模式）和速度。首先，你應該進行有效的呼吸，使用主要呼吸肌肉。其他部分就取決於你是在標靶的哪一圈。

靶心代表你透過鼻子和嘴巴呼吸。你腦海中唯一的想法就是目標在你眼前。靶心外第一圈代表你正在調整你的呼吸和運動節奏。第二圈代表你在開始之前，完全是透過鼻子呼吸。最外圈代表的是主動恢復時間，你透過呼吸練習為身體解毒。

以耐力為考量的負重背心呼吸（或是防彈背心）

　　每個曾經在高強度間歇訓練中穿著負重背心或防彈背心的人都知道，呼吸可能會很困難。來自溫尼伯的 Rink 運動科學及表現主任傑夫·萊特博士（Dr. Jeff Leiter），訓練冰上曲棍球運動員時會使用負重背心作為呼吸練習的工具。他表示，「當你穿著負重背心吸氣時，各個方向都會感覺到來自重量及綑綁的阻力。如此一來，你可以深入的學習身體中段呼吸和環狀呼吸方法。練習吸氣並將呼吸導向身體不同部位，如背部、身體兩側及下腹部等。接著，再試著將呼吸同時均勻地導向所有地方[6]。」

　　負重背心會為呼吸帶來兩項挑戰：首先，它會增加胸部輔助肌肉的負荷。再者，緊繃的背心和綁帶會限制胸腔的活動。你必須適當調整背心的鬆緊程度。由 EXOS 提供技術支持的亞特蘭大保時捷人類表現中心私人教練及肌力教練布拉克·克里斯多夫（Brock Christopher）表示[7]，「一般而言，負重背心的鬆緊程度應該要是你的手可以勉強塞到背心底下。」「背心應該要舒適合身，進行動態活動時不會晃動。」

> **「呼吸代謝測量機」（Metabolic Cart）是什麼？**
>
> 呼吸代謝測量機是連結許多複雜氣體管線的電腦，外表看起來像一台推車。這台機器會比較所在房間空氣中的氧氣含量及受試者吐出的氧氣量。兩者之間的差異代表受試者使用了多少氧氣。從數據中可以得出最大攝氧量及肺通氣量。

6　傑夫·萊特博士所述，2018 年 3 月 28 日。
7　麥可·羅迪歐於美國媒體（American Media）公司旗下《男性雜誌》（*Men's Journal*）刊登之「負重背心鍛鍊」（The Weight Vest Workout）。

常見問題

Q：能使人平靜的規律呼吸跟節奏呼吸是否類似？

A：並不相似。緩慢規律呼吸和耐力運動時的節奏呼吸不一樣。你應該從力學正確的水平呼吸及適合你的呼吸模式開始（不一定要是跑步，其他有節奏的耐力運動都可以）。

下一章中，我們會解釋「呼吸肌肉訓練能改善耐力」的原因。我們會盡快讓你開始練習。

第九章

變得更強壯，
走得更遠

用呼吸訓練提高耐力

Getting Stronger,
Going Longer:

Exercises To Improve
Endurance

你是否曾經在訓練時感受過非常強烈但倏忽即逝的疲勞感？筋疲力盡的疲憊會一直持續，但這種疲勞感總是非常短暫。有一個詞專門形容這種呼吸肌肉無力導致的短暫疲勞：代謝反射（metaboreflex）。然而，儘管這個詞在醫學文獻中已經存在了幾十年，但在健身房或訓練中還是沒沒無聞。大多數人乍聽之下，可能以為這個英文名詞是一種恐龍，或只是把「代謝反射」當成新陳代謝的其中一部分。再加上目前還沒有如

何處理呼吸肌肉疲勞的說明，眾人也就對呼吸肌肉訓練視而不見，埋首於較好上手的有氧運動之中。A・席爾（A. Sheel）在《美國生理學期刊》（*American Journal of Physiology-Heart and Circulatory Physiology*）中，簡明扼要地總結道，「代謝反射就是橫膈疲勞，這時身體會減少流向腿部的血液（也就是血管收縮，減少流向四肢的血液，從而提供更多血液給身體核心的運作肌肉）。不過，可以透過呼吸練習強化呼吸肌肉，延緩四肢沉重感的產生。

　　以下兩個是呼吸肌肉未經訓練時的「症狀」，可以幫助你理解訓練前後的差別：

1. 血液為了驅動呼吸肌肉而離開身體末梢，四肢強烈的沉重感讓你的動作慢下來。健康且受過訓練的呼吸肌肉需要的氧氣較少。
2. 身體產生奇怪的疲勞感，你覺得成因似乎和心理因素有關（動機、內心、意志力或注意力不足）。然而，事實上完全是生理原因所造成。由於你無法感覺到呼吸肌肉的燃燒或疲憊，你會覺得是「你不夠渴望」。

> 如果有兩個運動員的體重、運動天賦和接受的訓練皆相同，但其中一個有訓練呼吸肌肉，那麼他的耐力和力量調控就會比另一個人來得好。

呼吸的故事

　　「我的心臟感覺快從胸口蹦出來，肺部很像在燃燒，然後大腦在尖叫說『快點停下來』。我會從專注、熱情變成想要尋找怒氣來激勵自己。」──歐瑪・W（Omar W.）

　　大量研究顯示呼吸肌肉訓練可以提升耐力[1]。運動科學專家曾經以自行車、游泳和跑步選手為研究對象，進行吸氣肌肉訓練（inspiratory muscle training），而毫無疑問地，訓練呼吸肌肉會讓選手成績更好。這些研究指出，經過訓練後的呼吸肌肉，會較晚產生疲勞，且需要的氧氣量也較少。如此一來，無論是進行哪種運動的專門訓練，身體都不會感覺那麼沉重，心理也會更平靜。

你最大的敵人

　　你最大的敵人就是你自己，但跟你過去認知的不太一樣。你最大的敵人精確的說是疲憊又未經訓練的呼吸肌肉。當呼吸肌肉疲倦時，你會感覺自己缺乏動力。下次你又喘不過氣、必須等待灼燒和沉重感離開身體時，不要責備自己。記住：該是時候調整訓練了，你的眼前即將出現

1　相關研究：「吸氣肌訓練的獨特性和可逆性」（Specificity and Reversibility of Inspiratory Muscle Training）出自《運動與運動中的醫學與科學》（*Medicine & Science in Sports & Exercise 35, no. 2 (2003): 237–44*）；「吸氣肌訓練對高強度、間歇性跑步至力竭的影響」（The Effect of Inspiratory Muscle Training on High-Intensity, Intermittent Running Performance to Exhaustion）出自《應用生理學，營養學和代謝／生理學應用》（*Applied Physiology, Nutrition, and Metabolism 33 (2008): 671–81*）；「吸氣肌訓練對受過訓練的自行車手計時賽表現的影響」（Effects of Inspiratory Muscle Training on Time-Trial Performance in Trained Cyclists）出自《體育科學雜誌》（*Journal of Sports Sciences 20, no. 7 (2002): 547–90*）；「吸氣肌訓練改善 100 米和 200 米游泳表現」（Inspiratory Muscle Training Improves 100 and 200 m Swimming Performance）出自《歐洲應用生理學雜誌》（*European Journal of Applied Physiology 108 (2010): 505*）；「吸氣肌訓練、海拔高度和動脈氧氣飽和度下降：初步調查」（Inspiratory Muscle Training, Altitude, and Arterial Oxygen Desaturation: A Preliminary Investigation）出自《航空、太空和環境醫學》（*Aviation, Space, and Environmental Medicine 81 (2010): 498–501*）。

新的訓練典範。因為你已經開始訓練呼吸肌肉，你可以期待自己的耐力
更好、恢復力更好，更容易進入「心流」。

呼吸：生物力學和肌力

　　說到力量調控和耐力時，你大概會想到跑步、扛沙袋或穿負重背
心。你可能還會想到海上划船、五回合格鬥、自行車、登階，或是其他
計時的跑步／舉重／攀登運動等。無論你從事的是其中哪一種，耐力運
動員都遵循著一條簡單的規則：效率越高，距離就能越遠。就算只是四
處走動，每分鐘就會呼吸約 15 次，吸入約 12 公升的空氣。運動時，每
分鐘會需要高達 100 公升的空氣，透過 60 次呼吸才能取得。呼吸時，
必須運作的肌肉肯定比你想像的還更多，絕不只是 11 盎司大小的心臟。

　　接下來，我們要談談肌力和生物力學。任何與胸腔相連的肌肉都可
能影響呼吸。吸氣肌肉會擴張胸腔，吐氣肌肉則負責壓縮。所有呼吸肌
肉都足夠強壯且順利運作的話，身體就會得到理想的結果：以最輕鬆的
方式獲得最多氧氣。

> "
> 「強尼在第三回合時認輸了，他向後靠在擂台的繩子上，對裁判做著「不行
> 了」的手勢。剛開始我非常生氣，雖然我知道他有多麼害怕、多麼筋疲力
> 盡。他沒有受傷，但完全喘不過氣來。我知道，他在二十秒內就會開始疑惑
> 自己為何就這樣退出。」──節錄自《鬥士之心》（*A Fighter's Heart*），山
> 姆・謝里登（Sam Sheridan）
> "

　　2013 年，由多倫多大學的巴哈拉・哈哲・甘巴里（Bahareh Haj Ghanbari）與他的研究團隊帶領，這項針對 21 篇研究的統合分析指出，訓練呼吸肌肉可以提升耐力運動的表現，如跑步、游泳和自行車。這個分析也說明呼吸肌力與橫膈可以移動多遠、收縮多少有直接關聯。簡而言之，橫膈越強壯，就能有更多空氣進入身體。

　　同年，普茨茅斯大學（the University of Portsmouth）的運動生理學家米區・羅麥克斯博士（Dr. Mitch Lomax）進行了一項研究，觀察 14 名登山者從尼泊爾徒步前往海拔 27,776 英尺的世界第五高峰馬卡魯峰。其中一半的登山者在旅途之前接受了吸氣肌肉訓練，另外一半則沒有。當登山者們抵達海拔 16,000 英尺的基地營時，兩組之間的動脈血氧濃度差異甚大。羅麥克斯博士在《運動科學與醫學期刊》（*Journal of Sports Science & Medicine.*）上表示，沒有進行吸氣肌肉訓練的人體內循環系統流動的氧氣少了 20%，但有在行前接受訓練的人缺氧血紅素只占 14%。

喘不過氣時，要將手放頭後還是身體前傾？

如果你需要喘口氣，請把身體向前傾。研究員喬安娜・麥克森（Joana Michaelson）於美國運動醫學會期刊中表示：「把手放在膝蓋上（或撐在某個東西上）的時候，你的橫膈會暫時停止姿勢型肌肉的工作，可以完全伸展及收縮，呼吸成為它的首要任務。前傾有助於身體中段放鬆、充分吸氣，並放慢呼吸速度。

　　研究人員將大腦中不停計算身體運作安全程度的部分稱為「中樞控制」（central governor）。這個概念最初是由前幾章曾提及的亞齊伯爾

德‧維維安‧希爾所提出，近期因為南非開普敦大學的提姆‧諾亞克斯（Tim Noakes）的研究又重新獲得人們的關注。諾亞克斯認為中樞控制是一種保護情緒，而非生理狀態。大腦的訊號是用來調整身體的排出量，包括血液中氧氣與二氧化碳的混合及肌肉的乳酸多寡。一般來說，你無法控制這些調整。但有兩種方法可以幫助你。第一種方法比較困難，是你要忍受不適；第二種比較輕鬆，就是訓練你的主要呼吸肌肉，就如同你對待其他肌肉一樣。一旦你強化了呼吸肌肉，你就能降低四肢肌肉的疲勞程度，從而減少傳回大腦的疲勞訊號。如此一來，大腦就會鼓勵你繼續活動。

訓練時組間該如何恢復？

在每組訓練、每趟衝刺之間都需要恢復，甚至一天結束時也是。訓練之間恢復的重點是讓你喘過氣來，而每天都需要的恢復則是讓身體從訓練中復原（並生長）。訓練時，請記得以下七點：

1. 水平呼吸。
2. 運動強度很高的時候，可以使用鼻子和嘴巴呼吸。
3. 注意運動的距離。
4. 注意你從有點慌亂到「我會沒事的」那個瞬間。替那個地方取個你喜歡的名字（顏色或數字）。
5. 不要一直想著要放慢呼吸，你應該深呼吸兩次。
6. 吐氣時暫停，將每次吐氣拉長。
7. 改回鼻子呼吸，撐大鼻孔，放鬆下巴。

呼吸的故事

「混合健身的組間休息時間非常寶貴。我會計算自己需要多少次呼吸才能恢復，並強迫自己使用水平呼吸。我現在知道肩膀呼吸只會讓我心跳加速、需要呼吸更多次才足夠。」——麥可‧A（Michael A.）

常見問題

Q：前面提到許多運動員都會接受吸氣肌肉訓練（IMT），這種訓練會如何進行？

A：理論上，只要會讓呼吸變困難、限制空氣進入，都可以是一項吸氣肌肉訓練，例如透過單邊／兩邊鼻孔呼吸，還是吸管、特定吹嘴或面罩等。然而，必須注意的是，由於現今人們的呼吸力學有問題，這些訓練會讓情況變得更糟，你可能會訓練到錯誤的肌肉，導致你持續使用錯誤的呼吸方式。我會推薦 O2 器材的原因是因為我有對創辦人巴斯‧魯坦（Bas Rutten）進行呼吸評估。他的呼吸智商等級是 A+，且他對於身體中段呼吸的重要性十分了解，也能清楚說明。

Q：需要進行吐氣肌肉訓練嗎？

A：我們很少提及吐氣肌肉訓練（Expiratory Muscle Training），因為我們假設所有人的吐氣都是「自然回彈」。除非你是垂直呼吸，你的吐氣才會有問題。自然回彈吐氣也是誤診氣喘和慢性阻塞性肺病或對兩者治療不足的其中一個原因。如果想改善自己的吐氣，可以進行吐氣鼓動（Exhale Pulsation）和氣球練習。尤其是體重適中或過重更適合這類練習。

呼吸練習

風箱式呼吸

　　風箱式呼吸來自瑜珈領域，模仿運動強度很高時呼吸量很高的狀況。首先，吸氣時盡可能地擴張身體，吐氣時也是盡量收縮。這個動作和吐氣鼓動不一樣的地方在於你在進行中可以移動身體。接著加快速度，但吸氣和吐氣仍要維持同樣幅度。

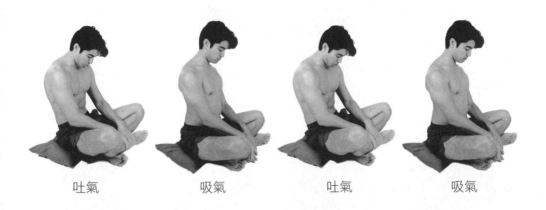

吐氣　　　　　　吸氣　　　　　　吐氣　　　　　　吸氣

初階	中階	進階
· 風箱式呼吸 15 秒 · 吸氣並緩慢吐氣（兩者不要分開）15 秒 · 連續進行 2 組 · 時間：1 分鐘	· 風箱式呼吸 25 秒 · 吸氣、吐氣 25 秒 · 連續進行 2 到 4 組	· 風箱式呼吸 45 秒 · 吐氣 45 秒 · 連續進行 1 到 5 組 · 進行時間 90 秒以上

檢查自己：在呼吸品質不變的狀況下，你最多能進行多久？疲勞會清楚地說明呼吸肌肉的強弱程度。

疑難排解：如果你覺得風箱式呼吸很輕鬆的話，就是你做錯了。每一次呼吸都要盡可能地擴張和收縮。提醒自己：你是在訓練肌肉，因此不要只做一半。你應該要聽到大聲吸氣和吐氣的聲音，因為你在做的是「風箱式」呼吸。常見狀況是吸氣時擴張不完全。

吸氣肌肉訓練

O2 吸氣肌肉訓練器材會限制你吸入的空氣量[2]。

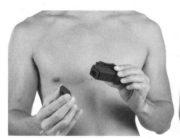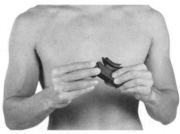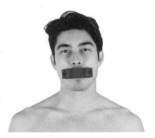

1. 試試看哪一個器材吹嘴是剛好尺寸，並換成大一號（會較為輕鬆）。請別人協助，看看你的吸氣和上次測量身體中段吸氣的秒數是否相同。
2. 記錄你在到達極限前（吸氣和吐氣的秒數下降之前）呼吸了幾次。這就是你的基準數字。

2　如果想知道精確數字，請參考 POWERbreathe 網站。

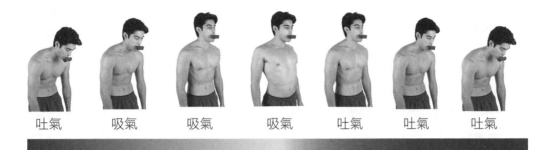

吐氣　　吸氣　　吸氣　　吐氣　　吐氣　　吐氣　　吐氣

錯誤方法：如果是完全沒受過訓練的人使用 O2 訓練器材，他們就會拿最高難度的吹嘴用身體上半部呼吸。這樣的話，他們的呼吸會越來越倚賴輔助肌肉。

進階練習：如果想進行高階練習，可以在做側棒式時進行風箱式呼吸，或是進行側棒式呼吸時使用 O2 訓練器材[3]。

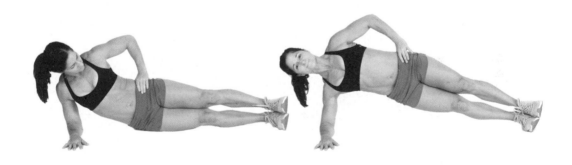

3　有關棒式的一切，我們推薦你參考麥吉爾（Stu McGill）的網站：https://www.backfitpro.com。

　　橫膈暖身：萊特博士建議，跑步之前先以 1 組 25 次的風箱式呼吸暖身。「雖然目前尚無數據證明，但你會感覺身體「暖機完成」，不用等待身體開機。」[4]

　　吐氣肌肉訓練：你的吸氣和吐氣應該要一樣好。很少人會注意到吐氣肌肉訓練，但我們現在就要教你。

> "
> 「呼吸肌群的強弱會影響運動表現。因此，強化呼吸肌群能提升穩定狀態的運動表現。根據我們的數據，呼吸肌肉熱身處理（Respiratory Muscle Warm-up）可能有助於提升短時間、高強度運動的表現，但前提是吸氣必須達到最高強度（如氣流限制）。了解『最高吸氣強度』（每人不同）非常關鍵。」[5]
> "

　　延長吐氣時間訓練：

1. 確認你的呼吸是穩定的連續氣流並計時。
2. 從 10 秒開始。
3. 每次增加 5 秒，目標是達到 60 秒。

4　萊特博士於 2018 年 5 月 14 日所述。

5　安迪・高平博士（Dr. Andy Galpin）。「呼吸肌暖身對高強度運動表現的影響」（Effects of Respiratory Muscle Warm-up on High-Intensity Exercise Performance）。高平博士是數位時代平衡健康的專家，擔任加州州立大學富勒頓分校運動表現中心教授及《不插電：從技術發展到提升健康、表現和意識》（Unplugged: Evolve from Technology to Upgrade Your Fitness, Performance and Consciousness）一書共同作者。高平博士擅長於將科學概念解釋得平易近人（有趣且可以執行）。

> 喬‧羅根（Joe Rogan）在個人 Podcast 第 460 集中提及的喬‧羅根漂浮艙呼吸即是吸氣 30 秒，並延長吐氣至 30 秒。同集來賓為巴西柔術傳奇選手克榮‧格雷西（Kron Gracie），他說明了為何要對橫膈進行類似「伏地挺身」的訓練，及如何讓呼吸帶領你進入「近似動物的狀態」。

吐氣鼓動

　　吐氣鼓動是指短而劇烈的吐氣，進行中背部不能移動，而吸氣是被動的。運動員的平均落在 120 下連續鼓動，但你能做得越多越好。進行時透過鼻子或嘴巴呼吸皆可。

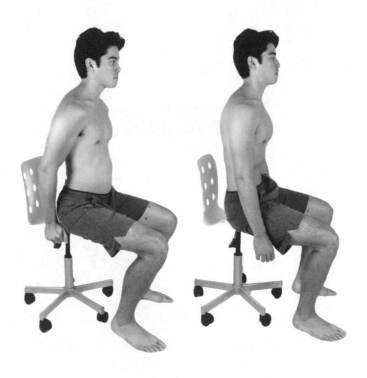

以下兩種是吐氣鼓動的變化動作。

下犬式

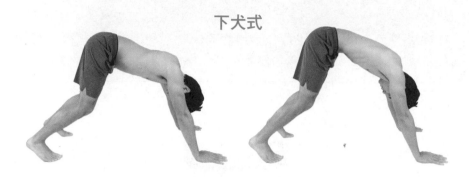

凹背＆回復

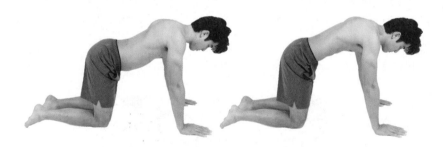

氣球練習

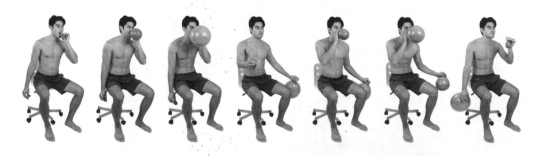

　　氣球是你最好的吐氣肌肉練習工具。深吸一口氣，並使用身體中段吐氣。可以先從一顆氣球開始，再進階到兩手各一顆氣球。

疑難排解：

1. 練習時，放鬆臉部、脖子及肩膀。
2. 如果感覺到頭暈，代表臉部有過多不必要的壓力。進行時請用腹部出力。
3. 辨別自己是用力將空氣全部排出，還是只是繃緊腹部。前者才是正確的吐氣方式。若你過去習慣繃緊腹部，練習過程中請多加注意。

挑戰自己：這個練習的目標是在最短時間內吹飽越多氣球越好。因此，你必須快速地深呼吸、用力吐氣。

進入下一章之前

從事本書所討論到的耐力運動時，都不該將輔助肌肉當成主要呼吸肌肉，且應該進行環狀／水平呼吸（無論是側邊還是背部呼吸），呼吸的能量效率才會最高。呼吸要更深、更大，你的節奏才能更加靈活。不管你是從事跑步、自行車、划船還是游泳，任何耐力運動中的移動速度都會受呼吸影響。因此，進入下章之前，請問問自己以下兩個問題：

1. 我是否有盡可能大口呼吸？請記得，要進行好幾次效率甚低又過淺的上半部呼吸才能達到一次水平呼吸的效果。而且你必須在身體疲憊的時候切換到更快的呼吸模式，這就代表你快要撐不住了。
2. 我的那 10 磅呼吸肌肉足夠強壯嗎？我要怎麼做才能提升耐力？答案就是：確保你是使用肺部最大的區域呼吸（動作位置），還有你的呼吸肌肉受到完整訓練、足夠強壯，就跟身體的其他部分一樣。

第十章

海上、陸地、空中

划船、游泳和騎自行車的應用技術

Sea, Land, And Air(Dyne):
Applied Techniques
For Rowing, Swimming,
And Biking

划船

會遇到三大類猛獸：海洋、河流、陸地，以下一一介紹。

海洋

想像你在大西洋的正中間。你已經連續划了 50 天，每天只睡 85 分鐘。突然之間，你的槳無法打入水中。Team Essence 划船隊 [1] 的隊長馬

---

1 2016 年，Team Essence 划船隊在沒有任何外部協助的狀況下，划行穿越大西洋（葡萄牙至委內瑞拉），寫下僅花費 50 天 10 小時 36 分鐘的世界紀錄。

修・班奈特（Mathew Bennett）告訴我們：「槳葉未放入水中的狀況就像拳擊未能擊中對手所產生的反彈力一樣驚人。我會聽到隊員的悶哼或叫喊，知道船的角度導致他錯過把槳放入水中的時機，結果打到他的臉或胸膛。這種狀況發生時，你的大腦會先試圖恢復平衡，接著你要專注於呼吸。在這種狀況下，專注於呼吸有助於穩定自己。」[2]

河流

　　想像船是一個會呼吸的個體，槳手則負責吸氣及吐氣。划槳和呼吸必須一致，這非常重要。每一次划槳都會擊中水面。兩屆奧運獎牌得主及教練艾琳・卡法洛（Erin Cafaro）將划船比喻為軍隊行進中，步伐與呼吸必須互相配合。她解釋道，「呼吸的角色非常複雜。它既負責能量產生（吸氣），也有力量輸出和非常細緻的力學，例如應該轉移到槳上的力量，你的身體沒有能吸收的「緩衝」部分，但還是必須接收。有節奏的反向過程和步伐及呼吸搭配有關，這必須花費巨大的能量。」[3]

　　即使是看似微不足道的細節（比如說划船時後面坐的是一個非常沮喪的人）也很容易被隊友察覺，且會傳染給每個人。隊上集體創造的同步動力及能量在船隻划過終點線後會立刻消失：槳手癱倒、呼吸不規律，試圖喘過氣來。

　　卡法洛表示，「划船時必須結合爆發力，但在恢復時要像忍者一樣冷靜。連雙腳都不能緊繃，否則你就會讓船的速度慢下來。我們常說：讓船呼吸。船在恢復時才能前進。『自由速度』（free speed）就是放鬆，讓船前進……。這就是好的槳手和偉大槳手之間的差別。」

2　於 2018 年 12 月 10 日訪談。
3　於 2018 年 11 月 12 日私下聯繫。

> "
> 「競爭划船」（battle paddle）一詞意指在你旁邊划船的人擁有與你相近的節奏，無論雙方是否為競爭關係，彼此都會互相激勵。
> "

陸地

室內划船機的訓練建議如下：

1. 低強度（呼吸一次）划船訓練：推進（drive）階段吐氣，結束（finish）階段要吐出所有餘氣；恢復（recovery）／入水（抓握）（catch）時吸氣。

2. 高強度（呼吸兩次）划船訓練：推進及入水時吐氣，小口的吸氣就會自然發生在兩階段之間。

記錄追蹤：以划船測量你的耐力。維持同樣強度，看看自己何時會從一次呼吸變成兩次。另外，也可以記錄自己以最高強度進行五分鐘的划行距離是多長。在你改為水平呼吸並增強呼吸肌肉肌力之後，你會在接下來的幾天或幾個禮拜內看到改善。確保你有將基準數字記錄下來，追蹤自己的變化。

划船重點

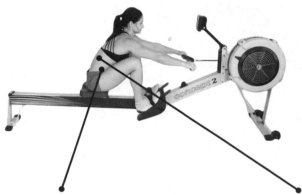

(1) 如果你是在抓握時吸氣，要進行環狀呼吸，而不是「往前」呼吸，唯有如此充氣才不會影響你的抓握。吸氣時注意背闊肌的伸展。拉到一半、背闊肌收縮的時候，應該要能自然吐氣。因為你的手臂和核心正在收縮，腿部正在推進。

(2) 讓背部維持在可以進行 360 度環狀呼吸的姿勢。如果你是垂直呼吸，吐氣時身體往下，可能會彎腰駝背。水平呼吸代表你的核心有出力運作，無論是推或拉的動作都要能維持挺背。

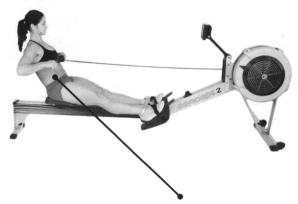

(3) 開始划船，記得上兩個步驟。雖然看起來很簡單，你覺得你本來就是這樣進行的，但請你全神貫注的再試一次。划船動作的品質應該要有所提升，你會感受前所未有的流暢。

划船教學

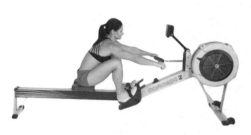

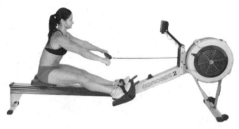

(1) 準備好進行划船訓練，雙手抓住
　　划槳。

(2) 伸直雙腿，將移動式座椅往後
　　滑。

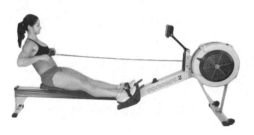

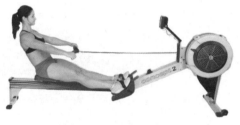

(3) 向後靠，伸展手臂和雙腿（背部
　　攤平）。

(4) 放鬆手臂，當你將划槳拉往胸骨
　　時，讓手臂往身體靠近。

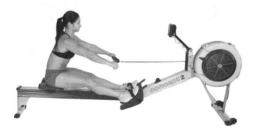

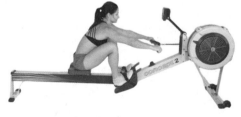

(5) 暫停一下，伸直手臂。

(6) 向前傾，手臂和雙腿伸展，臀部
　　做鉸鏈動作，讓身體軀幹往前傾
　　斜。將座椅往前滑向腳跟。你會
　　回到初始動作。

呼吸教學

1. 吸氣，感覺背部和身體兩側擴張。
2. 吐氣時雙腿往前推（第一部分）。
3. 吐氣時手臂拉往身體（第二部分）。
4. 將手臂往身體收縮時吐氣。
5. 過渡動作。
6. 吸氣。
7. 吸氣，感覺背部和身體兩側擴張。

注意事項：學會感受呼吸時背部和身體兩側擴張之後，你的呼吸應該就不會影響你的抓握。注意你是在什麼時候開始變成透過嘴巴呼吸，或是開始需要呼吸兩次。這就是你的基準數字。

疑難排解：你無法準確的追蹤呼吸。當你的手臂被拉往前、背部擴張時，注意你是否有在抓握時持續吸氣。吐氣分成兩部分進行：第一部分是雙腿往前推，第二部分是手臂往身體方向收縮。

常見問題

Q：吐氣時不是應該放鬆嗎？

A：你跟情人在平靜的湖上划船時才可以放鬆。如果你是在進行划船訓
　　練，當然不行。你的吸氣和吐氣都要出力。

注意煞車

抓握和推進要改變方向時，你的呼吸該如何進行？有些運動是「和諧」的，以鐘擺般的節奏運行。如花式奔跑（free running）或跑酷

（parkour）等運動則需要一些暫停或休息，必須把吐氣當作身體內部的減震。滑雪落山賽中，你可能需要在急轉彎的頂點吐氣，甚至會發出哼氣聲。還有另一種運動是包含你無法完整預測的劇烈動作，比如騎登山或是越野自行車時，你的呼吸和核心必須同時控制身體和車子的動力。

雖然解剖上吐氣比較「放鬆」，因為這時心率會稍微下降，但事實上身體在吸氣時也需要平靜和放鬆，才能好好吸氣。

> ### 進退兩難
>
> 跑步、游泳或騎自行車時，如果轉換成更快的呼吸，代表能量消耗會更快。如果呼吸不夠有效率，可能消耗的能量會比產生的多。剛開始快速呼吸的時候會感覺很有活力，但很快地這種呼吸就無法支撐你的運動，你又會開始萎靡不振。你的目標是讓呼吸變得有效率，訓練主要呼吸肌肉。強壯的呼吸肌肉需要的氧氣較少，你可以保持較慢速度呼吸更久。而且即使呼吸再次加快，訓練過後的呼吸肌肉能提供更多動力。你會感受到自己擁有更多「燃料」。通常吸氣肌肉訓練的延伸研究都使用非常艱澀的字詞解釋這些運作，但我們會維持簡單易懂的說法，並加上一些吐氣肌肉訓練。

呼吸的故事

「我在出國的這兩週勤奮地做呼吸練習，希望自己不會『失去』調控能力。結果有用！回家之後我坐上划船機訓練，我以為器材沒有校準，還換了一台！」──馬提・L（Mattie L.）

「划船是我間歇訓練的一部分，以 500 到 2000 公尺為標準，持續記錄瓦數及所需時間。對我來說，吸氣就是大口吸氣，而不是完整擴張。我的吐氣做得比較完整。」──珍妮佛・T（Jennifer T.）

「嘗試各種不同的呼吸方式之後，我發現專注於『次數』對我而言最有幫助。 抓握時吸氣兩次，雙腿推進時吐氣一次，這樣我的吸氣就會比吐氣慢。」──菲利浦・M（Phillp.M）

「我在做划船機間歇訓練時，第一回合我覺得我可以做到呼吸兩次（高強度），但第二回合我發現自己已經累了，我應該要從呼吸一次（低強度）開始，否則速度會變慢。無論是吸氣還是吐氣都必須用力。吐氣時要出力回到吸氣的初始動作，並不只是恢復。划船速度很快的時候，吐氣是可以幫助你回到初始動作的收縮。」──寇帝・S（Cody S.）

「我以前只有在最初的一分鐘可以做到一個完整划船動作呼吸兩次，但現在呼吸肌肉變強壯了，秒數開始穩定增加。」──亞利西亞・B（Alicia B.）

> "
> 你的呼吸智商等級變成 A 之後，可以前往 www.shiftstate.io 網站下載我非常喜歡的呼吸應用程式。
> "

爆發力、速度、耐力，稱之為「使用排檔」

如果只透過鼻子呼吸，你可以維持中等速度，非常適合發展有氧基礎，有助於跑步、划船、自行車等運動。隨著運動強度增加（更加無氧），你必須開始將嘴巴納入呼吸的一環。「力量速度訓練」（Power

Speed Program）創辦人布萊恩・馬肯茲（Brian Mackenzie）[4] 解釋道，
「學習如何使用身體的不同排檔時，你其實是在學習理解並控制運動強
度。」排檔的概念非常精準，讓你的身體意識開始運作，取代過去交給
機率決定的方式。

> 你的呼吸效率越高，你就可以做到更多訓練動作。問問自己該如何在短暫的
> 閉氣、放鬆吐氣時保持高度意識。如此一來，才能完美結合張力和流動性
> （tension and fluidity）。呼吸是一種「內部動作」，你必須特別注意。當
> 你和壺鈴合而為一時，呼吸會讓你更有彈性、動作流暢，等長停頓會變成動
> 態動作，這時你就真正掌握了流動性。」[5] ——馬克思・馬丁尼茲（Marcus
> Martinez），壺鈴專家

排檔

G1	G2	G3	G4	G5
呼吸節奏 1：1 低度有氧	過度換氣 1 強烈的鼻子吸氣／吐氣→高度有氧	風箱式呼吸 強烈的鼻子吸氣／吐氣→無氧門檻（過渡階段）	過度換氣 2 鼻子吸氣／嘴巴吐氣→低度無氧	過度換氣 3 嘴巴吸氣／嘴巴吐氣→高度無氧

4　訪問於 2019 年 3 月 30 日。
5　布萊恩・馬肯茲（Brian MacKenzie）於 2019 年 2 月 2 日所述。

相反建議：划船要用「力學型呼吸」還是「解剖型呼吸」？

　　划船是少數會產生要用力學型還是解剖型呼吸爭議的運動。划船時，你是否會在將握把拉向自己時吐氣？抓握階段身體向前時，你會吐氣嗎？你有覺得划船近似於傾身的仰臥起坐、藥球動作、腳趾碰槓（Toes to Bar）、硬舉或滑輪下拉嗎？

　　就像壺鈴訓練可以使用逆式呼吸一樣，如果你願意（推動時吸氣、恢復時吐氣），奧運金牌和銀牌得主及菁英划船教練薩諾・穆勒（Xeno Müller）建議你在用力時吸氣。他解釋道，「划船不是舉重，你不該用同樣的方法呼吸。」「因為在整個動作期間背部都有被支撐，所以胸部會向外擴張，而身體會展開。呼吸是整個過程的關鍵，你必須透過吐氣做到完全放鬆。肺部擴張時，腿部就會自然推進。結束階段吐氣時，背部姿勢會『消失』，通常這時膝蓋會彎曲，不會伸直抵在踏板上。」[6]

　　紐澤西 Ever Green 賽艇俱樂部大師組競技雙槳選手馬克・蒙布雷瑟（Marc Monplaisir）也同意這個說法。他另外強調，要將混合健身加入划船選手的訓練當中。他補充道，「在抓握階段開始前提醒自己要吐氣，不要想太多。」

> " 登山者甚至會同時透過鼻子和嘴巴呼吸並張大鼻孔。你的舌頭可以控制氣流要完全透過鼻腔還是口腔流動。將舌頭保持在中間位置，並張開嘴巴，鼻子和嘴巴就可以同時進行呼吸。遇到緊急狀況時，你就能同時從嘴巴和鼻子吸入空氣。 "

6　https://www.row2k.com/blogs/post/2/49/Rowing-is-not-weight-lifting--breathe-accordingly-/

請你這樣做

1. 20 次正常呼吸
2. 20 次逆式呼吸
3. 休息一下後再做一次，先從逆式呼吸開始。

　　哪一個順序感覺起來更自然？改變呼吸有影響你的呼吸方式、時間和吐氣量嗎？

　　壺鈴的連續及負重動作組合越來越盛行，我們也正在觀察哪些有效、哪些無效。有些動作明顯是力學型或解剖型，也有些從解剖型開始，隨著難度增加轉為力學型。隨著連續訓練的流行，複雜的連續動作可能在兩種類型之間來回變動。首先要解決的問題是動作的安全性，接著還有更細部的問題：哪些動作是類似的？我們要如何進行呼吸？如果某個動作吸氣和吐氣都可以，這對節奏的靈活度有幫助嗎？呼吸的速度是否有助於增加動作次數、加強動作整合或爆發力？與經驗豐富的運動員相比，新手在變得強壯、動作變得嫻熟時，是否需要更強的呼吸聲音及動力？所有問題都需要進一步討論。

> 你可以維持 1：1 的呼吸多久？你可以維持鼻子呼吸多久？觀察你的習慣是否正確，看看能不能給自己一點新的挑戰。

游泳

　　游泳是證明呼吸會影響動作的絕佳例子。游泳時呼吸的效率及控制

非常關鍵，決定一個選手是否能成功。游泳是以呼吸為主，動作隨著呼吸改變。你沒辦法靠蠻力戰勝游泳。如果游泳時不進行規律呼吸，你會處於恐慌之中，無法游到岸邊。

如果你是長大後才學游泳，或是因為受傷之後覺得游泳很「安全」而回來從事這項運動，你很快就會知道游泳的重點在於控制呼吸，而不是手臂和雙腿的協調。請記得：

1. 呼吸訓練的重點在於胸腔靈活度，因為吸氣量取決於肋骨兩側的擴張幅度。

2. 你永遠不可能做到完全吸氣和吐氣，你只是在「匆忙地吸口氣」，你必須習慣這個感覺。

3. 你必須快速吸氣，並控制吐氣。兩者都取決於你的呼吸肌肉肌力及協調。吸氣時，橫膈必須足夠強壯，而吐氣時的肋間內肌和斜肌也一樣。

> ##### 美人魚、水下舞蹈及水中舉啞鈴
>
> 1946 年，曾經在二戰時訓練美國海豹部隊水下游泳的前美國海軍水手牛頓·佩里（Newton Perry）去到佛羅里達州的威基瓦奇，決定在當地開設一所小型美人魚學校。時間快轉到 2012 年的八月，全世界第一所美人魚學校 Mermaid Kat Academy 決定讓每個人都能學習成為美人魚。很快地，菲律賓美人魚游泳學院（Philippine Mermaid Swimming Academy）和其他美人魚學校在世界各地開辦。你以為當美人魚很簡單嗎？可以試著一邊吃香蕉，一邊穿著 15 磅的美人魚服裝在水下微笑，你的雙腳會被沉重的人造尾巴綁住。近期泳池訓練非常盛行，許多人會將美人魚訓練想成類似水中舉啞鈴的動作，但美人魚訓練非常困難，而且這些美人魚必須非常擅長水中閉氣。

如何「匆忙地吸一口氣」

1. 用口腔的一側呼吸。不要為了讓整個嘴巴露出水面而把身體翻過去。用口腔的一側吸一小口氣就好。不是臉完全朝下的時候吐氣，而是身體側著的時候。

2. 自由式游泳時的呼吸和陸地上的相反，你會透過嘴巴吸氣、鼻子吐氣。這也是初學者會感覺不順的原因之一。

3. 游泳時不會完整吸氣或吐氣，有可能兩者會重疊（近似於澳洲的管樂器迪吉里杜管 [didgeridoo]）。

　　美國海軍學院畢業、前美國海豹部隊上尉及多本健身與自我防衛書籍作者史都·史密斯（Stew Smith）是特種作戰等級訓練首屈一指的專家，尤其是泳池訓練方面。他給了我游泳時呼吸的步驟教學：

1. 常見的最大錯誤就是過度用力：大量的踢水及使用會消耗所有氧氣的大塊肌肉。

2. 接著是糟糕的技術：你會看到有些人在水下不吐氣，上來的時候就會沒有足夠時間吐氣再吸氣。你抬頭的時候，唯一要做的應該只有吸氣。

3. 我總是提醒學生，不要像翹翹板，要像是螺絲起子，意思是划水過程中你應該轉深呼吸，而不是整個人彈起來。如果你彈起來，腳會沉到水中，變成只是在踩水 [7]。

　　如果你覺得整個過程非常匆忙，是因為吐氣沒有計時，壓縮到吸氣

[7] 於 2018 年 12 月 10 日訪談。請參考下列網址，觀看他在冰水中度過一小時後精準度提升：http://www.stewsmith.com/linkpages/hypothermia.htm。

的時間。計算秒數並使用舌頭區隔吸氣和呼氣是練習的一部分。珍奈特・伊凡斯（Janet Evans）是三屆奧運選手，曾獲得四面奧運個人賽金牌。她也是《完全游泳》（*Total Swimming*）一書的作者，在這本書中她敘述如何將游泳的呼吸過程內化：頭部和身體反覆入水，從鼻子吐出空氣，透過吐泡的動作將肺部清空。你也可以從吸管將空氣吹入一杯水裡，過程中請避免噴濺並維持連續吐氣。她回憶道，「學習以緩慢、控制得宜的方式吐氣非常痛苦，但會令人上癮。這比單純屏住呼吸還要困難得多。我必須控制氣泡，讓它們連續不斷地出現。」

> 賴爾德・漢彌爾頓（Laird Hamilton）和蓋比略・利斯（Gabrielle Reece）的 XPT 訓練讓泳池訓練變得非常盛行，也為平淡的健身房訓練增添了一絲活力。我最喜歡的泳池訓練是深蹲跳，可以不用負重在淺水中進行，也可以拿著啞鈴或壺鈴，在稍微深一點的泳池進行。

請你這樣做

透過練習快速動作（如吐氣鼓動）並計時來訓練吐氣肌肉，試著延長你的進行時間。你可以連續 30 秒吐出穩定的氣泡嗎？ 45 秒或 60 秒呢？你的時間控制如何？這個問題是指當你讀到設定好的秒數時，你是否還有更多空氣？或是你因為沒有任何剩餘氣體，已經在閉氣了呢？在游泳這項運動中，這種細節決定了中階和高階泳將的差別。

呼吸的故事

「自從受傷之後，我的物理治療師建議我去游泳。一開始游泳非常痛苦，讓我筋疲力盡。後來我知道了呼吸會影響我的浮力和速度，從此

之後我就不曾需要像在陸上那樣痛苦的撐過訓練。」──里安‧C
（Liam C.）

自行車

已經有非常多研究以自行車選手為受試者，進行氧氣和能量之間重要關聯的分析。自行車也是最早將吸氣肌肉練習納入訓練的運動之一。

力學上，自行車選手的有效呼吸位置是身體的兩側及背部，因為身體前側必須用來穩定弓身姿勢。無論場地是山路還是公路，是否為比賽、有沒有計時，也無論是風扇車或飛輪訓練，就和划船一樣，自行車的類型會影響你的呼吸方式。

請你這樣做

現在就踏上飛輪。注意以下三點：

1. 相較於划船，飛輪沒有「休息」時間。你必須掌控速度，因為動作中不會有休息的部分。
2. 注意你是哪一隻腳出力較多，也就是用來「趕上時間」的那腳。即使運動強度很高時，也會有一隻腳支配著另一腳的動作。覺得疲勞或精神無法集中時，試著轉換注意力到另外一隻腳上。
3. 觀察自己怎麼樣可以在飛輪上放鬆腹部以進行身體中段呼吸。無論騎的是公路車還是登山車，一旦你繃緊腹部，就無法進行胸腹呼吸。訓練自己的身體兩側和背部擴張，你才能維持有效率的呼吸、維持能量。

風扇車

　　假設你的支配腳是右腳，換成左腳試試看（將注意力轉換到左腳上、動作上更倚賴左腳一些）。專注於你的右手臂，接著換到左手臂。最後停在由左腳、右手帶領。你的吐氣要和左腳及右手連接。如果你能在不同狀況和姿勢下呼吸，你就更能掌握這個運動。另外，這種手腳不同邊的動作對大腦來說是很好的練習。

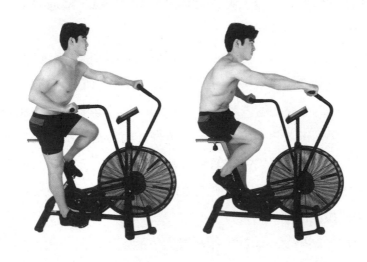

耐力和緊急空氣處理

　　當今消防員的呼吸訓練還是著重於戴上面罩以及如何保持冷靜、節省氧氣。幾乎沒有相關的呼吸教學，如憋氣（Skip Breathing），意指在兩次呼吸之間間歇閉氣，或是萊利呼吸法（Reilly Breathing），吐氣時發出哼聲以節省氧氣罐用量。

　　消防員最大的威脅是氧氣不足的警告響起時，發現自己身處漆黑房

間，試圖尋找出路，或是在密閉空間內遭到恐慌的感受席捲。他們非常清楚，吸入煙霧的話肺部會受到損傷甚至壞死。由於近期鄉村的火災頻繁發生，大量研究正在進行，以了解疲勞對消防員的影響，還有當大規模、長時間的自然災害發生時，需要什麼樣的技術與資源。

對這些救難人員而言，揹負沉重的裝備不是最大的挑戰，問題在於這些裝備必須單肩揹負（如繩索），因此需要持續繃緊腹部。此外，消防面罩會限制他們的呼吸，吸氣時必須用力將空氣「拖進來」，因此呼吸肌肉的參與程度必須提高。

雖然肺功能量計（spirometry）仍然是判斷肺損傷的精確工具，但透過此量計測量之後，恢復肺容積和呼吸速度的治療仍未被呼吸生理學完整接受。FDNY 的心理表現行動（Mental Performance Initiative）計劃在耐力和主動恢復課表率先加入呼吸訓練。而最新的研究大多聚焦於耐力和復原力（本書接下來會討論到）。

修正呼吸位置並強化呼吸肌肉可以提升消防員和救難人員的表現：

1. 可以控制心率。
2. 可以控制恐慌，而聽力和記憶力也能隨之得到控制。
3. 耐力提升（不用進行有氧運動）。
4. 意識到橫膈同時是呼吸肌肉和負重時非常重要的平衡肌肉。
5. 可以練習處於不適狀態，尤其是戴上面罩時呼吸會受到限制，進而影響氧氣及二氧化碳的平衡。
6. 在訓練中加入可以促進身體每天主動恢復的呼吸，有助於身體解毒。
7. 呼吸練習及呼吸引導的冥想對救難人員的心理表現和復原力有極大助益。

> **登階與節奏快速的跑步**
>
> 消防員吉米‧羅培茲（Jimmy Lopez）是紐約猴子酒吧健身房（Monkey Bar Gymnasium）的創辦人、所有者及經營者。好幾年來，他爬了數百萬階的階梯。在一次的訪問中，他告訴我：「我們不會背著裝備爬樓梯。我們的工作在到達失火樓層才真正開始。如果你在樓梯上就將自己燃燒殆盡，反而會干擾到你在救援時的表現。你必須調整自己的節奏，到達失火樓層時才能好好工作。我必須確保自己不是只從嘴巴呼吸，就像跑步時就算節奏很快也不行。我還是會透過鼻子呼吸來調整節奏。我也必須維持吐氣的品質，而且我會在多次呼吸之後用力吐氣。此外，我還會利用手邊的工具來幫助自己。如果旁邊有欄杆，就能幫助我大口吸氣；而如果有帶火鉤的話，我會把他當成登山杖來用。

常見問題

Q：我的網球教練教我吐氣時要發出大聲的「哼」聲，這是對的嗎？

A：許多運動都會使用這個簡單的技巧，如此一來就不會在出力時閉氣。

結論

　　無論你從事何種運動，你都應該在練習時增加一些高強度動作。以下是耐力運動呼吸練習的總結：

1. 任何動作都會配合呼吸，無論是解剖型（吸氣時脊椎伸展，吐氣時脊椎收縮）或力學型（腹部繃緊以保護脊椎，還有出力吐氣，這部分下一章會談到）。

2. 動作或練習之間必須有意地進行恢復。水平呼吸能幫助你排掉乳酸並補足氧氣，你才能在組間或訓練日的隔天更快恢復。

3. 除了原本從事的運動以外，必須訓練呼吸肌肉。科學已經證實訓練呼吸肌肉可以增強耐力。你可以照著我們的練習進行訓練。

第十一章

帶來力量的呼吸

探索內在力量

Breathing For Strength: Discover Your Inner Anaconda

歷史告訴我們：「安靜呼吸是行不通的。」

你可能會認為，舉起重物時的呼吸法應該是所有人的第二天性，畢竟舉起重物行走是人類（包括我們的祖先）最常進行的活動之一。考古學研究指出，尼安德塔人會舉起 50 磅以上的肉塊行走高達 30 英哩的距離，而在殺掉一隻大長毛象以後，他們會持續這個提肉塊行走的活動長達兩週的時間。石器時代生活在今日利比亞的人，會在小牛的幫忙下移動 90 磅的石塊，但就算移動的過程有動物幫忙，總得要有人把這個重量放到動物的背上。

大約九萬年前人類開始對獵物投擲長矛的時候，就必須使用「爆發力」。而就算後來進入了農業社會，人類生活也沒有比較輕鬆。人類開始有農業之初（大約一萬兩千年前），在兩河流域新月沃土工作的農

人，必須用鐮刀清理整片田地，這可能是人類首次開始大量使用旋轉肌力；更不用說農人還必須犁田、播種、舉起重物、並提著必要的工具去把小麥、大麥、小米、二粒小麥等作物裝起來、曬乾，運送到糧倉儲存，最後放到船上，沿著幼發拉底河或底格里斯河送到別的地方。

　　大約三千年前，人類開始用一個截然不同的方式使用肌肉：上健身房。最早有記錄的健身房（希臘文的意思是「裸體訓練的地方」），大概就是這時候開始出現。如果你進到當時雅典最有名的健身房，你就會看到一個很大的開放空間，裡面有很多男人（當時只有男人能進入這類場所）在奔跑、投擲標槍與鐵餅、還有互相搏鬥。

　　希臘與羅馬帝國沒落以後，健身房就消聲匿跡，在整個黑暗時代都不見蹤影。而社會大眾直到 1811 年才重新開始踏入健身房。當時有一位叫做費里德里西‧雅恩（Friedrich Jahn）的普魯士愛國者，由於自己的國家在五年前的戰爭中輸給了拿破崙，痛定思痛在柏林外圍地區開創了一座開放式健身房。雅恩當時發明了包括雙槓等訓練器材，成為日後體操運動訓練的基礎。

　　許多人認為我們今天所謂的健身，就是起源於十九世紀末與二十世紀初這段時間，而當時的第一批商業健身房誕生於法國和英國。歐金‧桑多（Eugen Sandow）在英國創立的一間健身房，和我們今天看到的健身房非常類似，一樣有私人教練帶領學員執行重量訓練。

　　健身房慢慢普及以後，就有越來越多人開始討論訓練時該怎麼呼吸。舉例來說，桑多建議所有人都用鼻子吸氣、用嘴巴吐氣；而發明「哈克深蹲」（Hack Squat）的肌力訓練先驅喬治‧哈肯施密特（George Hackenschmidt）也這麼認為。博納爾‧麥克法登（Bernarr Macfadden）是一名健美大師，也是一位類似喬‧威德（Joe Weider）的作家（但麥克法登活躍的年代，比威德《你的體格》[Your Physique] 雜誌的第一冊

出版還早了三十年），他非常推崇呼吸要發出聲音，甚至要吼出來。麥克法登說：「只有弱者才會安靜呼吸」，並認為安靜呼吸完全沒用（稍後會針對在健身房嘶吼進行討論）。

對桑多來說，當時社會上最重大的事情莫過於工業化。他甚至寫了一本叫做《生命是動作》（*Life Is Movement*）的書，指出現代生活大幅限制人們的活動量，讓生病與過重的情況愈發嚴重[1]。如果工業化對人們的健康造成負面影響，那麼今日的科技化就更糟了。以電腦為中心的坐式生活型態，讓人們在上班時間根本沒有身體活動可言。對多數人來說，所有舉起重物、負重行走、以及需要發出嘶吼聲的動作，都只會在健身房做，這個現象也造就健身產業的蓬勃發展。在今天的美國，大約每五人就有一人擁有健身房會籍，而多數人大概每週運動三次，每次一小時，但他們卻只能利用如此有限的運動時間，來對抗每天 15 小時以上的坐式生活對身體帶來的負面影響[2]。

肌力訓練專家也來參一腳

肌力訓練這個領域產生了很大的轉變，因為許多主流甚至偉大的肌力體能教練都相當不重視呼吸，而這個狀況直到近幾年才開始改變。舉例來說，波士頓 MBSC（Mike Boyle Strength and Conditioning）的麥

1　有趣的是，桑多曾經非常喜歡做瑜伽，也是一名作戰準備專家，而他很早就深信運動可以有效改善憂鬱。

2　資料出處：酷哈、帕梅拉（Kufahl, Pamela）於 2017 年 4 月 14 日。「IHRSA 報告中指出，在 2016 的產業收入共有 5700 萬健身俱樂部會員，帶來 276 億美元」（IHRSA Reports 57 Million Health Club Members, \$27.6 Billion in Industry Revenue in 2016）。

克・波羅伊（Mike Boyle）是公認的運動表現專家，同時也是肌力訓練領域中的著名意見領袖。只要是波羅伊講的話，搞得清楚狀況的教練都會聽。他在 2008 年的一篇網誌討論呼吸的時候寫道：「不要再跟我講呼吸了，不知道已經有多少人告訴我，我訓練的運動員不會呼吸，以及瑜伽可以讓他們改頭換面。啊不就還好我的運動員從來不曾在訓練時終止呼吸？」不過六年後，波羅伊的立場徹底轉變，他指出：「我可以明確告訴你，我認識的每一位優秀教練，都會在訓練運動員的時候加入特定的呼吸練習……我們之前都忽略了呼吸的重要。我知道自己曾經忽略，而我也將發布幾篇文章，向各位練瑜伽的朋友道歉，因為我曾經取笑他們練習呼吸。」

> "
> 「呼吸是運動最根本的技巧。呼吸就和深蹲一樣，要花心思好好學習。」
> ——帕維爾・塔索林（Pavel Tsatsouline）於《赤裸戰士》（*The Naked Warrior*）一書中寫道。
> "

　　肌力與體能教練喬・迪法蘭柯（Joe DeFranco）是迪法蘭柯健身房（DeFranco's Gym）的負責人，而迪法蘭柯健身房曾經是《男士健康》（*Men's Health*）雜誌票選美國最佳十大健身房之一。迪法蘭柯曾說：「訓練呼吸的好處非常多，包括能夠提升活動度、改善姿勢、促進耐力表現，也可以減輕各種疼痛，而以上這些全是我們第一手的觀察。[3]」練習呼吸技巧可以改善焦慮、降低氧化壓力、促進自主神經系統中副交感與交感神經的平衡、以及使血壓與安靜心跳率下降。

3　我們於 2018 年 10 月私下與迪法蘭柯聯繫。

　　以肌力來說，如果呼吸法失當，一定會大幅降低動作品質與舉起的重量，甚至會導致受傷。不佳的呼吸法也會讓你更早感到疲勞，因為你要花費更多的力氣才能得到需要的氧氣（同時排除二氧化碳）。簡言之，如果要讓肌力訓練的動作品質提升，優良的呼吸法絕對是關鍵。每一次的呼吸都會影響你的穩定性、姿勢、平衡感、以及關節活動範圍。正確的呼吸法可以讓你把重心壓得更低，因此你會更強壯也更快速。艾瑞克・克雷希（Eric Cressey）是「克雷希運動表現訓練中心」（Cressey Sports Performance）的創辦人，也是許多美國職棒大聯盟球員的教練。他曾在自己的著作《最大力量》（*Maximum Strength*）寫道：「矯正一個人的呼吸法以後，你會立刻發現他的活動度大幅改善。」

　　在執行肌力訓練時，必須要能夠在維持核心張力的同時保持呼吸。這個技巧會讓你全身的肌力提升更快，但很多人都不太重視。更佳的呼吸法會讓你的核心繃得更緊，讓 1RM 變得更重。呼吸時胸腔和腹腔內部的壓力會提升，而根據 StrongFirst 的創辦人、同時也是前蘇聯特種部隊成員帕維爾・塔索林（Pavel Tsatsouline）的說法，胸腔與腹腔內部的壓力就是肌力的「音量鍵」。帕維爾曾說：「這些壓力越大，你的力量就越大，反之亦然。」

　　更佳的呼吸法也能帶來更多能量。適當的呼吸機制可以讓你的身體重新獲得充足的氧氣，並讓氧氣與二氧化碳的濃度平衡；適當的呼吸也能排除乳酸等血液中的廢物，讓你在組間休息和訓練後能更快恢復。最重要的是，更佳的呼吸法會帶來更好的穩定性、也讓動作品質更好，讓你更能夠在不受傷的情況下持續長久訓練，並達到更好的訓練效果。

　　力量有兩個很重要的元素，而這兩個元素都會受到呼吸的影響：身體結構的排列、以及體內產生的壓力。這兩個元素彼此的關係也相當密切，因為身體的姿勢會影響你體內能產生的壓力，進一步影響你產生的

力量。

雪倫・莫斯可維茲（Sharon Moskowitz）是美國輪椅橄欖球國家隊的肌力與體能教練。她給運動員的呼吸指引是「充飽身體」和「把身體往下坐」，這樣可以「提供你更多的穩定性，讓你在承受更高負荷的情況下，身體也不會被拉離輪椅。」莫斯可維茲說，要專心將肩胛後收，並把肩膀固定在穩定的位置[4]。

森蚺之力：呼吸與姿勢的連結

　　沒錯，呼吸與姿勢息息相關。關於姿勢如何影響呼吸與力量的說法，瑪莉・瑪莎莉（Mary Massery）所提供的應該最容易理解。瑪莎莉是一位物理治療博士，在芝加哥的郊區執業，她將人體的軀幹譬喻為一罐汽水，並指出許多人都不知道裝滿汽水的罐子有多麼堅固。把 1,500 個裝滿汽水的罐子全部疊起來，最下面那個罐子才可能會開始支撐不住。但罐子之所以會那麼堅固，並不是因為側邊薄薄的鋁材質，而是因為罐子裡面的壓力。瑪莎莉在精采的 YouTube 影片中

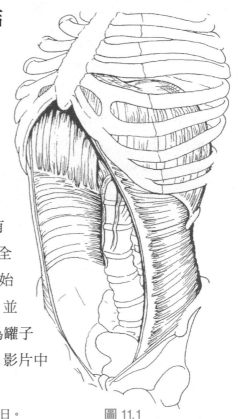

4　我們訪問莫斯可維茲的日期是 2019 年 5 月 18 日。　　　　圖 11.1

解釋道：「就算是虛弱的結構，也能透過壓力來創造相當顯著的力量，就像裝滿汽水的罐子。」瑪莎莉也指出，人體和汽水罐的原理一樣：「骨骼本身其實並沒有非常堅固，壓力才是真正撐起骨骼的關鍵。」而軀幹就是我們體內充滿壓力的罐子。

　　麥克・羅伯森（Mike Robertson）是一名肌力體能教練，也是明尼亞波里斯菁英訓練中心 IFAST 的共同創辦人[5]。他曾經說：「我一直希望大家做到的，就是要讓肋骨的位置來到骨盆正上方，而我所有的指令都是為了達到這個目的。」但是許多人都沒辦法做到這樣的身體排列，甚至相差甚遠。許多人最後做到的姿勢，都變成羅伯森所謂的「延伸姿勢」。延伸姿勢看起來可能像一名在帕里斯島（Parris Island）立正站好的士兵，他的肋骨往前隆起；也可能是骨盆前傾（很常出現在冰球選手身上）；也可能兩個狀況都有。

　　加拿大一名物理治療師戴安・李（Diane Lee）在《骨盆帶》（*The Pelvic Girdle*）一書中提到，不同體型的人會用不同的策略，來轉移下背部、臀部、和骨盆所承受的負荷。她把那些身體呈現延伸姿勢的人稱為「緊背者」，因為背部的長條肌肉（豎脊肌群）幾乎隨時都收得很緊，而這個姿勢會讓肋骨的後緣在吸氣階段時難以延伸。另一種會干擾呼吸的姿勢稱為「緊胸者」，這種人的肋骨會呈現緊緊拉進身體裡面的狀況。必須注意的是，以上這兩種姿勢都相當於汽水罐子的「凹陷」，可能會造成背部疼痛甚至受傷。

5　於 2018 年 7 月 15 日私下聯繫。

> ## 路易・西蒙斯解釋閥式操作
>
> 路易・西蒙斯是健力界的傳奇，也是西岸槓鈴（Westside Barbell）訓練法的發明者。他認為，要執行正確的閥式操作，就要把舉起重物時能保護你的兩個元素做好：「良好的呼吸和核心準備能夠讓你的腹腔擴張，因為這時候你做的深呼吸會讓空氣越過橫膈膜，讓最多的空氣進入你的腹腔。[6]」如果你有戴重訓腰帶，就把腹部的肌肉往外推向腰帶。吸飽氣以後，在動作的離心階段都維持憋氣並讓核心繃緊。到了向心階段的時候，你可以繼續憋氣，或在遇到（並同時克服）障礙點大聲吼出來、叫出來。

　　你的核心肌群如果正確運作，橫膈膜和肋間外肌會在吸氣階段將肋骨往四周擴張。同時，軀幹底端的骨盆底會放鬆。斯圖亞特・麥吉爾（Stuart McGill）博士是《下背失調》（*Low Back Disorders*）一書的作者。他指出休息放鬆的時候，腹部和肋骨會稍微往外擴張；但如果你身上有背負重量，就會把身體中段繃緊，而這個繃緊的壓力會保護脊椎，避免脊椎在負重很大的時候被壓彎。研究指出，創造腹腔內部的壓力，對於重量訓練時的脊椎安全非常關鍵。如果在沒有腹內壓的情況下扛起槓鈴，會讓椎間肌肉（支撐脊椎骨的小肌肉）受到很大的壓力，可能導致骨折或椎間盤突出。

　　許多研究都指出，你的呼吸方式會直接影響胸腔和腹腔內部的壓力。這些壓力可以穩定脊椎並製造核心剛性，讓你的身體能夠產生力量。麥吉爾博士說：「核心的剛性越強，就能將越多的力量傳遞至身體的球窩關節，也就是核心下方的髖關節、以及核心上方的肩關節。」不

6　於 2018 年 12 月 18 日私下聯繫。

過，光是呼吸這個動作也無法創造身體的剛性，你也需要創造足夠的核心張力來維持這個壓力。麥吉爾博士也指出[7]：「要提升腹內壓，就必須啟動腹壁肌肉來產生擠壓的力量。」

　　體內產生的壓力越大就能舉起越重的重量，而能舉起越重的重量當然就越好。馬克・銳普托（Mark Rippetoe）是一名肌力與體能教練，也是《肌力訓練聖經》一書的作者，他曾經說過：「空氣是背部的支柱。」如果要提升全身的肌力，在做任何動作時都要維持足夠的核心壓力。丹・約翰（Dan John）是一名肌力與體能教練，也寫過很多本書，他說過：「我們把這種核心壓力稱為森蚺之力。腳踏車的內胎為什麼能夠讓整個輪胎正常發揮功能呢？答案就是讓輪胎充滿壓力。[8]」因此對所有訓練者來說，重點就是要學習如何有效製造這種核心壓力，也就是要「把輪胎充飽」，並在這樣的狀況下正確執行呼吸。聽起來很簡單，但做起來會比你想像的困難。

「『用力拱起身體』不是一個好辦法。要創造適當的核心壓力，不是一味大口呼吸或繃緊身體就好，而是必須收縮全身的肌肉，並用腰帶來提醒核心出力。你要做的並不是把一切都『擠進』腰帶，而是要把內部所有的小小空隙都填滿。把空氣吸入並填滿下背部，是最難理解的指導與之一。[9]」——傑西・伊爾扎瑞（Jesse Irizarry），JDI Barbell 的負責人，也是一名退役健力選手。

7　於 2018 年 7 月 5 日訪問麥吉爾博士。

8　於 2018 年 7 月 27 日訪問約翰。

9　於 2018 年 11 月 20 日訪問伊爾扎瑞。

> "
> ### 菁英健力選手布蘭登．利力（Brandon Lilly）的硬舉訣竅
>
> 「我會走近槓鈴，將雙手放在身體前方。我會試著控制呼吸，開始大口吸好幾口氣以前，我會想著把肋骨往腰帶的上緣推，讓我的身體做好準備。這時候我就能感覺到腰帶周圍充滿張力，而在我的身體往下以前，我會再吸一口氣，接著讓身體往下，憋著氣做動作，直到我握著槓鈴站直。站直以後我會吐氣，再用很快的速度把槓鈴放回地面。做硬舉的時候我不刻意執行離心階段，而是讓槓鈴直接掉回地面。不過以上是比賽時做硬舉的方式，而練習的時候則稍有不同，我會先做幾次呼吸，接著在吐氣時將槓鈴慢慢放下，同時一邊數到 2 或 3。」
> "

呼吸與肌力訓練的十大問題

以下是關於呼吸與肌力訓練的十大問題，希望能給你更多想法。有些問題看起來根本不需要解釋，有些則是很怪的問題，但這些問題都會一直出現。我們開始囉：

Q：為什麼訓練的時候我會很想吼出來？

A：2006 年我在 Gold Gym 擔任顧問的時候，新聞上剛好有人在討論訓練時是否要吼出來。當時我跟大家說，有些人在「動作都已經做完」以後才把聲音吼出來，這樣一點必要都沒有，而且看來只是想引起別人注意而已。不過如果吼得有效率，確實會對訓練很有幫助，而且也有研究證實吼出來會讓你更有力量。

為什麼呢？吼出來（或大叫）的時候，你的腹壁肌肉會啟動，大幅提升腹內壓和核心剛性。麥吉爾博士說：「大吼能夠有效提升運動表現。」卓克索大學（Drexel University）在 2014 年的一份研究也

得到類似的結論，該研究要求受試者以三種方式抓緊握力器：閉氣、吐氣、以及吐氣時大吼。研究員克里斯·羅德里克（Chris Rodolico）在 WHYY.org 上面的「重訓時大吼的科學機制」（*The Science of Grunting While Weightlifting*）一文中寫道：「我們發現大吼會讓力量提升百分之十。」

那麼我們到底應該大吼、大叫、還是發出李小龍的招牌喊聲呢？要看你在做怎樣的動作。李小龍的喊聲很短但很有力，可以讓你打出短時間但強而有力的一擊。帕維爾·塔索林曾說：「呼吸肌群和腹部肌肉用力收縮擠壓空氣，會讓腹內壓提升到最大。這個方法可以大幅提升肌肉張力或力量，大約可以持續一秒鐘。」但如果你在測試臥推最大重量時使用這個方法，可能會有危險。塔索林也說：「臥推持續的時間比出拳還久。如果在大重量臥推時使用李小龍的喊聲，你的力量就無法延續，這時候槓鈴就會像斷頭台一樣壓到你的胸骨。」為什麼會這樣？因為你如果把氣都吐掉，腹內壓和核心剛性都會下降。所以這時候不要用李小龍的喊聲，而是要在呼吸時吼出來或叫出來，讓你在整個動作過程都維持夠大的腹內壓。誰的大吼最大聲？網球明星瑪麗亞·莎拉波娃（Maria Sharapova）最大聲可以吼到 101 分貝。

> 「動作有兩個特性：穩定性與活動度，而兩者都會受呼吸影響，因為每次呼吸都會大幅影響你穩定核心與脊椎的能力，而這個能力是肌力訓練的關鍵。呼吸時會用到的所有肌肉，都有穩定姿勢的功能。一旦這些呼吸肌群疲勞，你的姿勢就會出現代償，讓身體在呼吸未達最佳效率的情況下做出動作。因此如果沒辦法做出良好的呼吸法，就無法訓練出太大的肌力。此外，不良的呼吸法也會讓訓練者無法做到完整的動作幅度，從而增加受傷風險。所以，要認身體更穩定、訓練效果更好，最根本的辦法就是努力做好呼吸並訓練姿勢肌群。」── K3 格鬥動作系統的馬克・鄭博士（Dr. Mark Cheng）[10]。

Q：什麼是 360 度核心準備？

A：首先來談談什麼「不是」360 度核心準備。洛杉磯的高級運動表現物理治療師查德・華特布里博士（Dr. Chad Waterbury）說：「絕對不是把身體中段的空氣都吐光，也不是把肚臍往脊椎的方向擠進去，這是我經常對新手訓練者的提醒。他們必須要刻意讓身體中段擴張，創造出 360 度的張力來支撐脊椎，並避免椎間盤受傷。可以將具備核心張力的身體想像為裝滿水的罐子，在面對壓力時一定比空罐子更不容易被壓壞。[11]」如果你曾經在瑜伽課上聽過「把肚臍收往脊椎」，或聽搞不清楚狀況的體育老師說「把肚子縮緊」，或聽過任何人告訴你把肚子往內縮會讓你的身體更能承受重量，請把這些話都給忘記。

10 於 2018 年 10 月 18 日與馬克・鄭博士私下聯繫。
11 於 201 年 3 月 11 日私下聯繫。

> Equinox MNR 節目管理者兼 Complex Tier X 管理者麥克・萊恩（Mike Ryan）最常看到以下三種錯誤：
> 1. 憋氣（但氣是吸到胸椎而非橫膈膜）。
> 2. 呼吸的方向錯誤（例如把重量往上推時吸氣，並在用力以前就把氣完全吐掉）。
> 3. 認為「組間休息」只是必須經歷的幾秒而已（但其實組間休息的作用遠不只如此）。呼吸會同時促進活動度與穩定性，讓身體可以根據相鄰關節假說產生規律的流動；如果你無法在某一個姿勢中正確呼吸，表示你的姿勢不正確。
>
> 這些人學會持續呼吸，並在用力時吐氣（不管往上或往下）、恢復時專注在調整吸氣吐氣時，他們的訓練品質就大幅提升。不管目的為何，教練的工作就是讓他們瞭解這些呼吸法背後的原理 [12]。

Q：「大口呼吸」到底要多大口？

A： 想像你現在要嘗試破背蹲舉個人最佳紀錄，這時候你要怎麼呼吸？首先要專注在核心準備，要讓全身從頭到腳都保持該有的張力。接著往水平方向吐氣，再垂直將氣吸進你的腹部，不過這和抬起胸口的垂直呼吸不一樣。

波士頓肌力與體能教練 C.J.・墨菲讓學員做到這種呼吸法的辦法，是請他們「用喉嚨的後面來呼吸。[13]」偉大的路易・西蒙斯（發明了西岸槓鈴的訓練法）建議，訓練者應該要在動作的離心階段之前，先把核心繃緊，再盡可能吸進最多的氣；俄羅斯著名教練伯瑞絲・薛可（Boris

12 於 2019 年 4 月 22 日訪談。
13 於 2018 年 7 月 31 日訪問墨菲。

Sheiko）則建議訓練者只要吸一小口氣就好，這兩種方法其實都很常看到。

　　滑鐵盧大學（University of Waterloo）麥吉爾博士實驗室裡的科學家，曾經研究肺容積對腹內壓的影響，發現最理想的方式其實是折衷。訓練者吸入肺活量 70% 的氣體時，能夠產生最大的腹內壓。這代表什麼呢？首先，永遠要繃緊核心。第二，執行動作前一定要吸氣。第三，到底要吸入多少氣體才能讓你發揮最大力量，需要經過嘗試錯誤才能知道。墨菲曾說：「我覺得因人而異，有些人喜歡吸比較大口，有些人則吸一小口就夠了，兩種方法應該都有效。」畢竟薛可和西岸槓鈴訓練出來的運動員，都強壯得不可思議。

Q：我舉很重的時候為什麼會頭暈（或是流鼻血，或是感覺頭要爆炸了）？
A：2012 年阿諾盃的觀眾都目睹了神奇又怵目驚心的畫面，當時健力冠軍布萊恩・蕭（Brian Shaw）成功硬舉可怕的 1,073 磅。蕭從地上拉起裝有八個大輪胎的槓鈴時，血就開始從鼻子流出來。而其他人舉起大重量時會頭暈、臉部微血管破裂、甚至昏倒，都是出自相同原因：血壓飆升。只要你關閉聲門，例如在執行伐式操作的時候，血壓會飆升，而緊閉的聲門加上下肢肌肉收縮，體內的壓力就會把血液逼往頭的方向。

　　戰鬥機駕駛就把這個現象運用得淋漓盡致：他們會收緊小腿和大腿，然後緊閉聲門，來對抗急轉彎時產生的 G 力。如果他們不這樣做，強烈的 G 力就會迫使血液衝破大腦和視神經，導致失明甚至昏倒。傑・康薩維是美國海軍戰鬥機駕駛，同時也是紀錄片《速度與天使》（Speed and Angels）的演員。他曾經說：「你必須要學會說 hick 這個字，因為

說出這個字的時候,你就做到了緊閉聲門。[14]」對戰鬥機駕駛而言,這個壓力可以救命;對於訓練者而言,這個壓力會在精彩試舉的最後增添駭人的結果。

Q:胸內壓和腹內壓有什麼不同?

A:胸內壓指的是胸腔內部的壓力,也就是橫膈膜以上的空間;腹內壓則是腹腔,也就是橫膈膜以下空間的壓力。這兩種壓力都有助於支撐脊椎,胸內壓支撐上背部,而腹內壓則支持腰椎和下背部。

Q:我吸進去的氣最後都「跑」去哪裡了?

A:一個很常見的迷思,就是吸進去的氣會先填滿肺的底部,然後再往上移動。但實際上你的肺是一個壓力系統,氣體會從高壓處移動到低壓處。也就是說,你在呼吸的時候,氣體會往四面八方移動;但如果體內有一些限制機制的話,例如將軀幹或橫膈膜繃緊,氣體就不會到處亂跑。如果氣體在進入肺部中肺泡較多的部位時遇到阻力,就會停在原地,或移動到肺部的最上方,因為這邊肺泡的密度比較低。

> 「學習並練習深層腹式呼吸,對我們的健康和體態都很有幫助;而如果從重量訓練的角度來看,深層腹式呼吸最重要的好處就是讓我們真正學會使用核心,讓我們在想要穩定的地方創造張力和緊繃感。如果無法正確使用核心,日常生活和重量訓練都會變得很沒效率。」──蜜雪兒‧瑪東尼克(Michelle Martonick),健美與健力選手,同時也是洛杉磯 Moxie in Motion 健身房的創辦人。

14 於 2018 年 8 月 26 日訪問康薩維。

Q：重量訓練和漏尿、脫垂有關係嗎？

A：CrossFit 這項運動固然一直都有人批評，但 2013 年一部名為「重訓時會不會漏尿？」（*Do You Pee During Workouts*）的影片出來的時候，整個運動產業都受到很大的波及。在這部影片中，羅利・麥肯南（Rory McKernan）問了許多女性運動員這個問題，而許多人的答案都是「會」。可想而知，許多物理治療師和所謂運動專家就立刻展開無情的炮轟。

　　崔西・施爾（Tracy Sher）是一名物理治療碩士兼肌力與體能教練，她曾經說：「大家必須正視這個問題。」而她後來也在自己的網站 Pelvic Guru 上強調：「不要讓漏尿（以及骨盆器官脫垂風險增加）變成一種強度指標！」那麼到底重訓時為什麼會漏尿甚至器官脫垂呢？答案是腹腔內部的壓力太大，超過骨盆底肌所能負荷的範圍。而如果你是因為漏尿或脫垂才發現自己最弱的地方是骨盆底肌，或骨盆底肌在訓練時根本不會用力，就代表你沒有真正學會使用核心。至於解決方法，就是要牢記穩固的核心一定會從底部開始。艾略特・赫爾斯（Elliott Hulse）在 2013 年 3 月 22 日的一部 YouTube 影片中，發明了「把氣吸到蛋蛋裡」的這個說法，喚起很多人對骨盆底肌的注意。你在日常生活中，必須全力避免壓迫骨盆底的肌肉。有彈性又強壯的骨盆底（騎腳踏車時壓在坐墊上的那 20 條左右的肌肉）對下背部和骨盆健康至關重要。

Q：嗅鹽會讓你更強壯嗎？

A：有看過電視上 NFL 的比賽中，場邊的球員都會拿著小小的白色東西嗎？他們拿的是含有阿摩尼亞的膠囊，而如果吸入這個氣味，鼻腔和肺部的黏膜會受到刺激，進而引發一種吸氣反射。美國國家衛生

院（National Institutes of Health）指出：「這個反射會改變呼吸型態，促進呼吸流動效率，也可能讓吸入者變得更敏銳。」而吸入嗅鹽確實會讓人的敏銳度大幅提升，因此廣受健力選手歡迎。

麥可・T博士[15]（Dr. Mike T）是一位運動生理學家，也是美國運動醫學會（American College of Sports Medicine）的成員，他曾經告訴STACK雜誌說：「阿摩尼亞會提升吸入者的喚醒程度與心跳率等指標，而從整體運動單元的角度來看，你會變得更強壯。如果不考量技巧，單純從力量的角度來看，嗅鹽確實有幫助。可是副作用是精準控制動作的能力會下降，而這可能也是舉重選手不太使用嗅鹽的原因，畢竟舉重的技巧成分比較高。如果你在穿針線之前吸了幾口嗅鹽，真的就只能祝你好運。」

這帶給我們什麼啟示呢？如果你的運動表現完全取決於力量，嗅鹽在緊要關頭時也許會有幫助；但如果你非常仰賴精準的動作控制，例如你是棒球投手，正試著讓球擦過本壘板的下緣；又或者你是足球選手，試著要帶球越過守門員，這時候嗅鹽可能就會阻礙你的表現。而如果你決定要使用嗅鹽，也不能太常使用，因為用得越多效果就會越不明顯，而如果讓敏感的呼吸道一直受到刺激，也不是一件好事。

Q：有人能把熱水袋吹爆是怎麼回事？

A：這其實原本只是網路上的一種噱頭，只是不知道為什麼被列在金氏世界紀錄裡面。吹爆熱水袋之所以會流行，是因為奧克拉荷馬一位叫做布萊恩・傑克森（Brian Jackson）的人。他說他在嘗試戒除毒

15 2012 年 9 月 29 日。

品和酒精的時候，就開始著迷於吹爆熱水袋這件事。雖然傑克森的
生活從此改變很令人開心，但他帶起的這個風潮其實相當危險。他
在一部 YouTube 影片中說：「要吹爆熱水袋會需要 170 磅左右的壓
力，就跟吹爆四個車輪一樣。」沒錯，吹爆熱水袋需要很大的力
量，但傑克森也承認：「我們沒辦法防止這些氣體灌回自己的肺
部。」如果氣體真的灌回來，會對我們的身體造成非常大的傷害。
如果你真的想炫耀你強大的呼吸肌群，建議還是使用氣球就好。

你是不對稱的

　　你的心臟在胸腔左側占的空間比右側多，所以你左邊的肺比右邊的
小 [16]。其實大腦的運作也是不對稱的，即左腦控制右半邊的身體、右腦
控制左半邊的身體。如果用最簡單的方式來說，以上的概念就是朗・魯
斯卡（Ron Hruska）和姿勢修復組織（Postural Restoration Institute）所
做的事情。由於這個組織的推動，你會看到很多知名運動員在訓練時會
吹氣球，或在訓練後把腳抬高放在牆上。魯斯卡說，許多專家都忽略了
身體不對稱會為我們帶來很大的影響。
　　魯斯卡說：「翻開任何一本教科書，你幾乎都會看到人體器官的右

---

16 資料出處：蔡章仁（Tsai, Jang-Zern）等人。「利用雙通道聽診系統對健康年輕人進行
身體的左右不對襯，檢測肺部聲音的光譜特性」（Left-Right Asymmetry in Spectral
Characteristics of Lung Sounds Detected Using a Dual-Channel Auscultation System in
Healthy Young Adults）；安德森（Anderson）、羅伯特（Robert H）等人的「重新審
視心臟解剖」（Cardiac anatomy revisited.）。

邊和左邊差不多，但其實根本不是這樣。[17]」魯斯卡解釋道，正因為我們的身體左右不對稱（人體本來就是這樣，也不會有什麼問題），我們會養成一堆對身體有害的不對稱習慣（例如骨盆前傾等「延伸」姿勢）。骨盆前傾和延伸姿勢相當常見於運動員，有時候又稱為「曲棍球屁股」（hockey butt），因為很多曲棍球員都有這個狀況。PRI 的 90 / 90 氣球舉臀動作，可以協助運動員達到更中立的姿勢，提升呼吸品質同時降低背痛的發生率。

> "
>
> 去年夏天，我在唐‧薩拉丁諾（Don Saladino）於紐約創辦的 Drive 495 健身房中遇到朱莉安娜‧馬拉卡內（Juliana Malacarne）。朱莉安娜才剛剛在奧林匹亞女子健體取得四連霸，而我對她印象最深刻的地方，在於她對自己身體上出現的小狀況都非常敏感。我在教她水平呼吸的時候，她非常敏銳地說：「左邊動的幅度比較大。」我幾乎沒看過有誰可以像她一樣，對於橫膈膜左右兩側移動幅度的差異如此敏感（因為肝臟的關係，橫膈膜右側比較厚，移動幅度自然比較小）。
>
> "

17 於 2018 年 12 月 19 日訪問姿勢修復組織的朗‧魯斯卡與珍‧普拉特（Jen Platt）。

第十二章

掌握肌肉最大張力

Mastering Tension
For Maximum Muscle

十磅的肌肉

任何一位肌力與體能教練所擬定的課表，一定不會忽略左臀，也不會忽略右肩；但呼吸肌群卻常常被忽略，而多數人忽略的肌群其實常比想像中更多。舉例來說，體重 180 磅的運動員大約會有 52 磅的肌肉（剩下的體重由骨骼、脂肪、器官等組成）。

若要討論橫膈膜與呼吸肌群在訓練中所扮演的整合角色，以上論述只不過是皮毛，但所有頂尖教練都認為必須做到以下幾點：

1. 要提升橫膈膜意識。約翰・如辛（John Rusin）博士是一名物理治療師兼運動表現專家，他會請客戶俯臥在地，並試著利用每一口呼吸把地板推開，藉此提升客戶的本體感覺。這種呼吸方

　　法稱為鱷魚呼吸（Crocodile Breathing）[1]。

2. 要調整訓練的姿勢。瞭解垂直呼吸可能造成姿勢不良以後，你就可以用水平呼吸來解決問題。教練可能會在開始訓練時，用一些核心訓練動作來矯正姿勢，包括平板式、死蟲式、或仰臥 90 / 90 呼吸（髖關節和膝關節都彎曲 90 度）等有助於中立脊椎的動作。艾瑞克‧克雷希說：「只要讓人回到中立姿勢，就會發生很神奇的事。」這些「神奇的事」包括更好的核心穩定[2]。

3. 要建立更穩固的核心準備，核心準備可以防止訓練時受傷。本章我們將詳細討論呼吸與核心準備，而最常使用的核心準備方法就是伐式操作。嚴格來說，只要你呼吸時緊閉聲門，就已經在執行伐式操作。帕維爾‧塔索林說[3]：「在俄羅斯，我們都把伐式操作稱為沒有吐出來的氣。」伐式操作會提升腹內壓，提升脊椎剛性與穩定，讓我們能夠產生更大的爆發力。

4. 繃緊核心時要記得呼吸。伐式操作固然很適合 1RM 的重量或其他使出全力的情境，但不是每一組訓練動作都這麼極端或短暫。有另一種呼吸法叫做「盾牌後呼吸」，也就是讓軀幹肌肉啟動到足以保護你的程度，但又不會多到無法吸氣吐氣。真正厲害的訓練者，甚至在維持「盾牌」的時候還能夠說話。TRX Rip Trainer 的發明者彼特‧霍爾曼（Pete Holman）就曾在工作坊時

1　若想瞭解更多細節，可以參考約翰‧如辛博士於 2017 年 6 月 7 日在 T-Nation 上的文章「修正你的呼吸，建構更多肌肉」（Fix Your Breathing, Build More Muscle）。

2　2003 年 10 月 24 日於 YouTube 影片上。

3　於 2018 年 8 月 17 日訪問塔索林。

表演這種呼吸法，當時他邊講話邊請人打他的肚子[4]。

> 「呼吸是首先應該學會的動作。你必須將脊椎周遭的肌肉調整到最適合良好
> 呼吸法的狀態，尤其是骨盆底肌和橫膈膜。脊椎是人體的中心，我們一切的
> 動作都必須配合中樞神經系統。而且人體相當擅長代償，因為人體本身就是
> 一個很會解決問題的系統，畢竟大腦是全宇宙最精細的結構。不過現代人的
> 生活模式已經與人類本能漸行漸遠，讓我們很多人已經忘記呼吸的生物運動
> 機制。我們要專注於呼吸的完整性（最有效率的機械式呼吸輔助，以及放射
> 狀的腹部收縮），才能創造出真正的穩定性，而非只有反射性的穩定。
>
> 身體會自動偵測到脊椎上的剪力，這點相當不錯，但我們還是必須學會呼
> 吸，並以更有效率的方法穩定身體。我們的首要任務就是達到最高的生物運
> 動效率，也就是以最有效率的方式發揮人類本能。」——凱利‧史達雷
> （Kelly Starrett）於《靈活如豹》（*On Becoming a Supple Leopard*）一書中
> 寫道。

要呼吸還是不要呼吸：脊椎剛性光譜

很多人聽到剛性這個詞的時候，大概不會產生太正面的聯想，而是
會想到舞池上動作不太優雅的舞者、不舒服的服裝、髮膠噴太多、或關
節疼痛。但是脊椎剛性在重量訓練的脈絡下有它獨特的意義。而只要知
道如何獲得最適合自己的程度，脊椎剛性也是大家非常渴望擁有的特質。

4 詳情請參閱彼得‧霍爾曼的播客節目「盾牌背後的呼吸」（Breathing Behind the
　Shield）。霍爾曼指出：「你也可以根據用力的狀況來調整呼吸。舉例來說，像出拳
　這種又快又用力的動作，呼吸就要又快又用力；而過頭肩推這種較慢、較用力的動
　作，則需要搭配速度較慢的吐氣，以維持更多的腹內壓。」

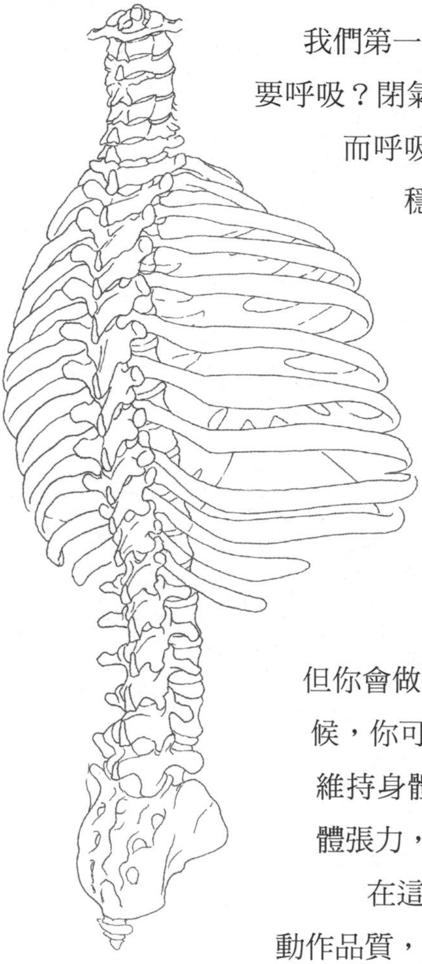

我們第一個會想到的問題是：做重訓動作時到底要不要呼吸？閉氣會讓體內壓力提升，讓你產生更多力量，而呼吸雖然會讓我們的動作更流暢，但也會降低穩定性。

請想像一個動作的光譜，最左邊是沒有負荷（重量），最右邊是非常重的負荷。如果要做健力等最右邊的動作，你的目標就是要達到最高的脊椎剛性。身上背負著幾百磅的重量的時候，軀幹的張力必須越強越好，否則脊椎就會變形（導致災難性的後果）。

而光譜最左邊的動作則幾乎沒有負荷，但你會做出的動作比較多。舉例來說，在跑長跑的時候，你可以好幾步呼吸一次，而且跑步全程都不需要維持身體張力。其實跑步的時候如果還刻意維持身體張力，反而會浪費力氣。

在這個光譜中間的任何一個動作，若要達到最佳動作品質，都必須有不同的近端（核心）剛性。核心肌肉力量加上針對呼吸的控制，讓你能夠在呼吸時控制脊椎剛性。麥吉爾博士曾經提出一個黃金準則：「負荷越大，動作過程中就越不要呼吸。」

圖 12.1

你在運動場上和健身房所做的大多數動作，都落在光譜上的兩個極端之間。要在變強壯的同時防止受傷，就要瞭解這些動作的特性，並做出正確的呼吸。

我們之前稍微談過生物力學和解剖的概念，現在要更深入主題。

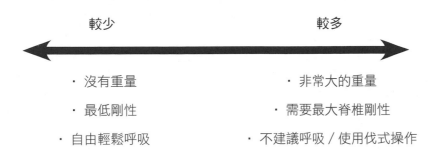

脊椎剛性需求

較少　　　　　　　　　　　　較多

・沒有重量　　　　　　・非常大的重量

・最低剛性　　　　　　・需要最大脊椎剛性

・自由輕鬆呼吸　　　　・不建議呼吸／使用伐式操作

生物力學呼吸

　　執行肌力訓練時，建議使用生物力學呼吸。什麼意思呢？波士頓的東尼・簡特柯爾教練提出一個最好記的訣竅：「用力的時候吐氣，不管是推或是拉都一樣。[5]」至於什麼時候該怎麼呼吸，可以參考之前提到的剛性光譜：重量很大的時候，可以在障礙點時把聲音吼出來。呼吸的重點不在延伸或收縮身體，而是要達到良好的力學結構。生物力學呼吸的意義，在於利用閉氣來保持剛性和爆發性，而所謂的爆發性或較大較快速的動作，都會發生在吐氣的時候。

　　與生物力學呼吸相對的呼吸法，稱作解剖呼吸。解剖呼吸強調的是脊椎動作，我們在第七章解釋過，如果脊椎延伸就是在吸氣，而脊椎彎曲就是在吐氣。這種呼吸法會出現在你舉起的重量很輕、或根本沒有負重，而且重點放在動作完整性的時候，解剖呼吸也稱為反向呼吸，因為操作方式與生物力學呼吸相反。

5　於 2018 年 8 月 1 日透過電子郵件與簡特柯爾聯繫。

> 呼吸肌群並非單純讓氣體進出身體而已，而是會創造穩定性，進而產生力量。凱西・杜利（Kathy Dooley）是一名復健專長脊骨神經醫學治療師，也是紐約 Catalyst S.P.O.R.T 的共同創辦人，並著有《內心之旅》（*An Inner Journey*）一書。他曾經說：「在我們合作的醫師和教練眼中，維持軀幹穩定性是無可取代的關鍵，是所有人類動作的基石。」

針對特定動作的專業建議

現在讓我們更進一步，看看專業人士對於特定動作有什麼建議。

臥推

吉姆・史密斯是一名 CPPS，也是 Diesel Strength 健身房的創辦人。他曾經說：「執行臥推的整個過程中，都要閉氣並繃緊身體，以盡可能保持足夠的身體張力。[6]」如果你在障礙點遇到困難，可以在上推的過程中把聲音吼出來。每做完一下都要換氣，但記得要在雙手打直以後。

> 羅伯・威爾森（Rob Wilson）是 Art of Breath 的共同創辦人。他曾經跟我說：「你要搞清楚，自己到底是真正『掌握』一個姿勢，還是只是用蠻力做到而已。」今年我訪問他的時候，他終於告訴我兩者之間的差異：「你必須能在一個特定姿勢裡做到理想的呼吸，才算真正掌握姿勢。」羅伯最喜歡的一招，就是懸吊在單槓上面同時吹氣球。

6　於 2018 年 8 月 5 日透過電子郵件與史密斯聯繫。

軍事肩推或過頭肩推

做肩推的時候，可以使用丹·約翰所謂的嘶嘶呼吸法，而這種呼吸法就是會發出嘶嘶聲，就好像你要在安靜的圖書館呼叫別人的時候一樣。執行嘶嘶呼吸法的時候，你必須先大口吸氣、繃緊核心、再開始動作。每次用力的時候都只吸入或吐出一點點的氣，同時發出嘶嘶聲。在動作的下降階段，你可以閉氣或透過鼻子微微吸氣。約翰曾說：「基本上你要把所有的氣體都留在身體裡面以保持體腔壓力，但你同時也必須呼吸。[7]」

引體向上或反手引體向上

懸吊在單槓上，雙腳會在比身體稍微前面一點的位置，肩胛骨往後往下收緊。簡特柯爾曾說：「一開始先吸一口氣把一切『準備』好，然後往上拉的時候吐氣。來到最高點的時候，先稍微吸一口氣再往下（這是為了維持核心和全身的張力）。接下來的幾下就重複剛剛的步驟。」簡特柯爾建議每一下動作都要呼吸和重新準備，但他也補充說：「執行較多反覆次數的時候，也有人會閉氣執行一兩下動作之後再換氣並重新準備。[8]」

深蹲

以下是執行深蹲的建議步驟：首先，吸氣並繃緊身體，讓核心「準備」好。第二，在往下蹲和站起來的階段都要閉氣，至少要過了障礙點後才能吐氣。第三，站起來以後，可以把聲音吼出來，或繼續維持閉

7　於 2018 年 7 月 27 日與約翰面談。
8　於 2018 年 8 月 1 日透過電子郵件與簡特柯爾聯繫。

氣。稍微吐出一點氣並重新繃緊核心可能會減少一些體內壓力，而這是一件好事。C‧J‧墨菲曾參與大力士比賽，並得過健力比賽冠軍，也是總績效法（Total Performance Method）的發明者。他曾說：「我曾經在做深蹲的過程中差點暈倒，而我如果有稍微換氣的話，應該就不會發生這種事。」而如果深蹲的反覆次數超過兩下，你可以選擇要換氣並重新準備，或一直保持閉氣，雖然墨菲建議如果反覆次數超過兩下太多，就不要全程閉氣。

硬舉

你在執行硬舉前有兩次呼吸的機會，第一次是站到槓前面的時候，第二次是身體往下準備抓槓的時候。PowerWOD.com 的傑西‧伯迪克認為，在硬舉動作完成的時候換氣，只建議進階者使用。幾乎所有人在抓槓並真正開始做硬舉前，都應該深深吸一口氣。伯迪克在他的網站 Diesel Strength & Conditioning 上寫道：「先抓住槓鈴，並在臀位較高的位置呼吸，因為這時候吸氣的空間比較大。吸好氣以後，來到硬舉的準備位置並製造足夠張力，再把重量拉起來。」

壺鈴擺盪

帕維爾‧塔索林在他的著作《帕維爾正宗俄式壺鈴訓練手冊》（*Kettlebell Simple & Sinister*）中提到，他的 StrongFirst 團隊都會用生物力學呼吸（也就是在往上擺盪時吐氣），因為他們的目標是提升肌力，而吐氣會比吸氣創造出更多力量。塔索林說：「就像出拳的時候一樣，利用腹部大力吐氣的時候，你會因為神經肌肉反射而得到更多的力量。此外，你也能將肺臟底部的二氧化碳擠出去。這點在你呼吸困難的

時候非常重要，因為呼吸困難的主因通常不是吸不到氧氣，而是體內累積太多二氧化碳。[9]」

> 「所謂的張剪效應（Open-scissor Effect）指的是無法妥善呼吸並繃緊核心，導致肋骨無法鎖緊以及背部過度伸展。這可能是深蹲最常見的錯誤，畢竟很多人覺得背部有拱起（而不是圓背）就表示下背部很安全，但其實這個姿勢根本不是脊椎中立位置，而是過度伸展。要學會把肋骨往下壓並把骨盆鎖緊，這時候軀幹和臀部才會來到正確的排列，達到真正的中立位置。[10]」
> ——尚恩・西森（Sean Hyson），著有《男性肌肉健康百科全書》（*The Men's Health Encyclopedia of Muscle*）、《打造夢想體態，你要知道的事》〈*Everything You Need to Know to Build the Body You Want*〉。

棒式

棒式和其他動作不太一樣，你必須學會在維持核心繃緊的情況下小口呼吸。羅伯森指出：「如果在執行的是高門檻的技術，全身都必須鎖緊的時候，建議你使用伐式操作。[11]」如果覺得做棒式時很難呼吸，建議把手肘放在板凳上，這樣會減少身體的負擔，讓你可以更自然呼吸。也可以執行所謂的俄羅斯壺鈴俱樂部（RKC）棒式，減少支撐的時間，但盡可能提高強度。

9　於 2018 年 8 月 17 日訪問塔索林。
10　於 2018 年 12 月 18 日進行訪問。
11　於 2018 年 8 月 8 日透過電子郵件與羅伯森聯繫。

仰臥起坐

　　TACFIT 創辦人兼教練史考特・索農（Scott Sonnon）數十年來都將呼吸融入運動訓練。他的仰臥起坐「呼吸驅動法」如下：軀幹往地板倒下時吸氣，再用吐氣來驅動身體往上往前。來到最高點後把所有的氣都吐掉，然後吸氣並往下倒，再準備執行下一次反覆。

腿推舉

　　腿推舉有一個好處，就是你不需要維持核心最大張力，因為做動作時背上沒有負重。因此，執行腿推舉時的呼吸法比較自由。約翰建議在做腿推舉時使用所謂的「啾啾」呼吸法（雖然這個聲音聽起來比較不像遠方駛來的火車，反而更像在海上快速航行時發出的聲音）。重量下降的時候大口呼吸，用腿把重量往上推的時候用力吐氣。約翰說：「這時候要把身體當成活塞。[12]」

> StrongFit 的朱利恩・皮諾（Julien Pineau）曾經提出一個問題：「你覺得肌肉會先不行？還是呼吸會先不行？」皮諾以搬沙包為例，解釋循環換氣（讓你維持固定節奏的呼吸法）的重要性（也能更快速排除乳酸）。怎麼做呢？兩步吸氣、接著兩步吐氣 [13]。

12　於 2018 年 7 月 27 日訪問約翰。

13　你可以去聽麥可・布雷索（Mike Bledslow）、道格・拉森（Doug Larson）、以及克里斯・摩爾（Chris Moore）的播客節目 Barbell Shrugged（第 190 集），裡面有提到更多關於皮諾的概念，也提到訓練的痛苦、程式語言、以及鯊魚鰭。

負重行走

負重行走就是把重物從 A 地拿到 B 地，這個動作能讓我們的身體學會產生張力並控制張力。執行負重行走時，你必須在繃緊核心的狀況下移動。約翰指出：「我之所以會喜歡負重行走，是因為你執行動作時必須正確呼吸，否則你根本無法順利執行。」整體來說，負重行走有以下三種形式（越後面提到的越困難）。

1. 農夫走路：雙手用力抓著一樣的重量走路，讓重量平衡放在手掌和手指之間。約翰強調：「農夫走路就是移動版的棒式。」

2. 不對稱負重行走：雙手抓著不一樣的重量走路，或是只有單手提重量（稱為公事包行走）。

3. 熊抱負重行走：雙手抱著重物行走。約翰在訪談中補充道：「農夫走路可以讓你達到最佳姿勢。你會發現你呼吸的時候可能會從胸腔發出嗚嗚的聲音，而雖然這可能不會怎樣，但還是建議採取較深層的呼吸，尤其是行走距離比較遠的時候。」

你可能會覺得意外，但對多數人來說，拿著 80 磅的啞鈴做公事包行走，比雙手各拿 75 磅的啞鈴做農夫行走還困難。雖然做農夫行走時你要移動的總重量比較大，但單手拿啞鈴時，身體要創造的張力其實更大（要做到品質良好的公事包行走，必須把核心繃緊，讓兩邊臀部和肩膀維持對稱，不能讓重量把一邊的身體往下拉）。約翰指出：「做公事包行走時，你必須把對側的核心繃緊，你會因此很快學會森蚺之力。」

雙手抱著重物行走的時候，體內的壓力就更重要了。約翰補充說：「就算你只抱著 80 磅的東西做熊抱負重行走，如果體內的壓力不夠，可能走個 20 步之後你的身體結構就會開始垮掉。」

　　學習創造該有的張力（並搭配正確的呼吸）對所有訓練動作都很有幫助，因此在每一位學員第一次上課時，約翰都會帶他們做農夫走路。約翰說：「如果無法掌握創造張力的技巧，就不能讓你的身體負重。」

> ## 丹‧約翰的恢復呼吸階梯
>
> 呼吸階梯的概念是由物理治療師史提夫‧麥克納馬拉（Steve McNamara）所提出 [14]。所謂的呼吸階梯，就是讓組間休息的呼吸次數，與訓練組的反覆次數達到一樣。你在執行訓練動作時可以控制呼吸次數，而你在組間休息時也可以控制呼吸次數。職業 CrossFit 運動員小里奇‧弗羅寧（Rich Froning）都會用呼吸來監控組間休息時間。也就是說，如果你要執行 10 下的深蹲或肩推，在組間休息時就執行 10 次有控制的呼吸，而 10 次呼吸結束後，就代表休息時間結束，並在一定的時間內依照這個模式完成數組。
>
> 約翰解釋道：「以下就是你的課表：在接下來的五分鐘內，做 10 下酒杯式深蹲，在休息時做 10 次呼吸，然後再繼續蹲。」約翰接著說明：「在我看來，做越少下深蹲的人越厲害。這種訓練模式會自然讓你延長每次呼吸的時間，因為呼吸時間越長代表恢復時間越長；而呼吸節奏越快會讓你越痛苦。因此，你將能夠立刻掌握控制呼吸的訣竅。」這種訓練法能讓你學會在高壓情況下控制呼吸，而這個技巧在人生很多情況下都很有用。此外，這種呼吸法也很適合用於恢復。約翰指出：「這種方法有一個效果，就是讓我懂得在有壓力的情況下如何放鬆，因為我只要計算呼吸就好。」

14 由史提夫‧麥克納馬拉（Steve McNamara）帶領風潮。https://www.maxwellsc.com

實際操作

硬派呼吸（Hardstyle Breathing）

以下介紹知名教練帕維爾・塔索林發明的硬派呼吸技巧。執行幾輪之後，你就會知道為什麼會取這個名字。

1. 把雙手放在腹直肌或腹外斜肌上。
2. 透過橫膈膜將氣體吸入下半身。
3. 啟動骨盆底肌。針對這個動作，塔索林的指導語是要我們想像「憋住小便和大便」。
4. 舌頭抵住牙齒。
5. 執行短吐氣，每次都要刻意擠壓腹部，並發出嘶嘶聲。每次吐氣時也都要用力重新調整並繃緊身體。
6. 每次吐氣都要跟 5 下心跳一樣久，或是把氣完全吐掉。請避免臉部、頸部、斜方肌的張力太強，要將所有的張力集中在腋窩以下的部位。
7. 放鬆休息。為了避免頭暈，請至少隔幾分鐘後再做下一組。

奧林匹克舉重動作的呼吸法

執行奧林匹克舉重動作時，槓鈴大部分的時間都會在地上、頭上、或抵住喉嚨，而這三個位置都會讓你不太容易呼吸。因此，加州的肌力體能教練格倫・彭德萊（Glenn Pendlay）建議多數人只要在每下動作開始前呼吸就好，執行動作時就不必特別在意呼吸。彭德萊指出：「通常

你在拉起槓鈴的時候，大概沒辦法吸氣或吐氣，至少你一定無法吸氣。也許有人在拉起槓鈴時會稍微吐氣，但這種情況也相當少見。在多數情況下，拉起槓鈴階段時都要憋氣。[15]」

　　槓鈴在喉嚨的時候，你的目標就是要盡可能「調整呼吸」，接著再用短暫又有力的呼吸把槓鈴推過頭。槓鈴來到位置後，你會再有一次調整呼吸的機會。三度獲得 CrossFit 大賽冠軍的麥特・福瑞澤（Mat Fraser）曾在《男性健康》（*MensHealth*）雜誌提到：「對我來說，重點就在找到最佳的撐槓位置，讓你用骨頭和關節承受重量，不要用肌肉。你當然還是會感受到重量，但至少不會太過用力。[16]」

建立盾牌

　　麥吉爾博士的著作《背部訓練終極指南》（*Ultimate Back Fitness and Performance*）中有提到一個技巧，能讓你直接訓練橫膈膜。先執行一項會讓你用力呼吸的動作，可以是跑步、騎風扇車、甩戰繩等等，並用力執行一分鐘左右。呼吸變得很快以後，就把動作放下並執行側棒式。為什麼呢？因為在維持側棒式的時候，軀幹中原本用來輔助呼吸的所有肌肉，都會為了穩定脊椎而大量啟動，否則你就無法維持這個姿勢。而在這樣的姿勢下，呼吸的任務將完全落在橫膈膜上。麥吉爾博士說：「你會用核心剛性創造出『盾牌』，而這個盾牌背後的驅動力，就是你的橫膈膜。」

15 若想參考更多資訊，可以上彭德萊的網站 CaliforniaStrength.com。
16 2018 年 3 月 26 日。

　　不管你做的是哪種形式的重量訓練，如果你使用的是不具功能性的垂直呼吸，你就無法達到強壯且符合生物力學的呼吸，因此你會更快感到疲勞，甚至更容易受傷。採取垂直呼吸時，沒有辦法真正把核心繃緊，因為這種呼吸法無法用最有效率的方式促進肌肉力量。研究明確指出，在呼吸肌群疲勞的時候，平衡感和穩定性都沒辦法達到最佳狀態。你偶爾需要憋氣的時候，如果用垂直呼吸法就會讓動作變得很沒效率，因為這種呼吸法所消耗的能源比產生的更多。有時候你會做出大口的淺層呼吸，但這種呼吸法只是看起來很有用，實際上根本無法讓你重新獲得能量，也無助於脊椎減壓與重整，更會讓核心緊繃的感覺持續太久。

　　現在請你這樣做：

1 下深蹲	1 次呼吸（完整的吸氣與吐氣）
2 下深蹲	2 次呼吸
3 下深蹲	3 次呼吸
4 下深蹲	4 次呼吸

　　逐步增加反覆次數，然後再降回來，也就是做到 5 下以後（取決於重量和你的肌力水準，也可以做到 10 下或 20 下），再慢慢沿著「階梯」回到 1 下深蹲和 1 次呼吸。

　　不要管做了多少時間，請專注在呼吸和動作確實執行。你也可以做 1 下深蹲搭配 10 次呼吸來促進恢復，或視情況自行調整。

"

前蘇聯特種部隊體能教練帕維爾・塔索林在潛水學校學到一種呼吸法稱為「吸管呼吸」，可以讓人們正確學會用下半身呼吸。「仰躺在地，把一根吸管放在嘴裡，只用嘴巴呼吸。可以舒服執行這種呼吸法以後，就在嘴中再放一根吸管，並把呼吸時間拉長；掌握方法以後再加入第三根吸管，通常這樣就夠了。」這種方法可以增加呼吸時必須克服的「死角」，而吸管會讓死角更難克服。「吸管迫使你把氣吸入腹部的深處，並完全從肺臟的底部把氣吐出。[17]」

"

17　於 2018 年 8 月 17 日訪問塔索林。塔索林的著作《正宗俄式壺鈴訓練手冊》（*Kettlebell Simple & Sinister*）也有提到這個方法。

第十三章

力量應用
如何在主要動作中呼吸

Plied Strength:
How To Breathe During The Major Lifts

重量訓練五大祕訣

關於呼吸，你已經掌握了以下五件事情：

1. 你的吸氣很有效率，讓你提升胸腔內部壓力、保護脊椎、並帶來更多爆發力。此外，你也能在每次反覆或組間休息時快速且確實恢復。

2. 你已經改善了呼吸法：你整個軀幹（腹腔與胸腔）在吸氣時都會隨著肋骨變軟且擴張，而吐氣時則會縮小。這點應該不令人意外，因為這就是肺臟中氣體最密集的地方。

3. 你的腹斜肌和骨盆底肌是你最新的摯友。請找到它們、並多花點時間和他們相處。就算你的肌肉線條相當明顯，你的腹肌也

不應該隨時堅硬緊繃，而是應該在吸氣時變軟，否則其實腹肌就只是在束縛著你，讓你的肩頸變得更僵硬（因為你把肩頸的肌肉當成主要呼吸肌群）。

4. 你不會一直都在繃緊核心。以前你只會胡亂繃緊核心和虛張聲勢，根本不會執行適當的呼吸法，所以你的力量不強，下背部也容易不舒服。現在的你比以前強多了。

5. 你在每次動作之間都會讓脊椎減壓，並透過吸氣和擴張體腔來重新獲得能量，這時候橫膈膜會帶來更多血液，讓椎間盤之間有更多空間。你會越來越習慣這個「重新繃緊」的過程，並發現水平呼吸能帶來更緊的核心。

肌力訓練的目標呼吸法

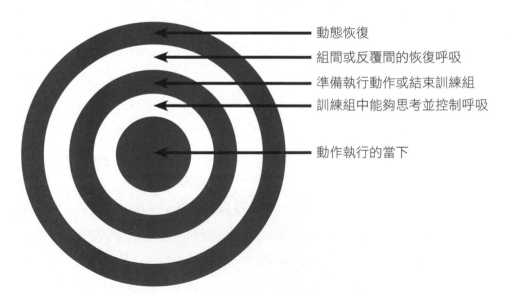

動態恢復

組間或反覆間的恢復呼吸

準備執行動作或結束訓練組

訓練組中能夠思考並控制呼吸

動作執行的當下

目標呼吸法

讓我們回想先前章節使用過的箭靶譬喻，深紅色的靶心周遭有許多同心圓，每個圓都代表肌力訓練中的不同時刻。你對呼吸的意識程度，在每個圓都會不一樣。

- 靶心代表執行動作的時候，你絕對必須專注在當下。
- 靶心外的第一個圓代表你還在執行訓練組，但同時能夠思考並控制呼吸。可能的情境包括你準備開始動作前執行伐式操作的時候，或用力試著突破障礙點的時候。
- 靶心外的第二個圓代表準備執行動作或結束訓練組。可能的情境包括你深深吸一口氣，並把核心繃緊準備起槓，或維持著張力準備回槓。
- 靶心外的第三個圓代表組間或反覆間的恢復呼吸。在你越來越接近靶心與目標時，這個圓對運動表現會有很大的影響。
- 最外面的圓代表動態恢復。

> 伯特・索林（Bert Sorin）是蘇格蘭高地運動會選手，也是運動器材（Sorinex Exercise Equipment）公司的總裁。他曾經說過：「從爆發力與肌力的角度來看，你真的必須能夠做出很棒的伐式操作。這種很大的壓力只需要一點點，大概做 1 至 3 下就可以收工了…而投擲的時候你會用很快的速度吐氣，這時候要專注在大肌群的收縮速度。」

繃緊核心＋水平呼吸＝更緊繃的核心與更多空氣

只要你能夠在任何時候以完美的動作品質連續執行動作，就可以開

始練習從不同的身體部位呼吸，並同時維持其他部位的張力，畢竟有時候你遇到的情境或動作不允許你用正常的情況呼吸。你真的知道怎麼「透過背部」呼吸嗎？你知道怎麼從身體側邊呼吸嗎？如果你又回到效率不佳的垂直呼吸或亂做呼吸，就可以來思考這個問題。Hammer Strength 坐姿划船動作，就是透過背部呼吸並在吐氣時繃緊身體的好例子[1]。你不需要擔心平衡的問題，因為肚子和胸部都緊貼著前方的軟墊，而且吐氣的時候雙手可以往前延伸。執行動作時，當然應該要在用力時吐氣來啟動闊背肌等背部肌肉，在每一下動作之間也都要確實吸氣。如果你也喜歡這種美妙的細節，你會發現背部呼吸會讓你的身體延伸得更長（因此動作會更有效率），並讓你獲得更多氧氣（讓你做更重且更多下）。

> 利用垂直呼吸來繃緊身體，與利用水平呼吸來繃緊身體有很大的區別。你放鬆核心來執行水平呼吸時，可以把核心繃得更緊，因為你透過先放鬆核心來徵召更多核心肌群，而且這時候你吸入的氣也比垂直呼吸多得多（大概是上半身胸式呼吸的 4 至 6 倍。）

> 「呼吸能促進動作品質，動作品質能促進呼吸。呼吸能促進穩定性，穩定性又能促進動作品質。一切就是這樣環環相扣。」──蘇‧法爾索內（Sue Falsone）於《運動傷害完全復健指南》（*Bridging the Gap from Rehab to Performance*）一書中寫道。

1　如果你進到 Gold's Gym Venice 健身房，然後看到一個闊背肌巨到可以寫下一堆字的人，他可能就是超重量級健美選手道格‧福魯奇（Doug Fruchey）。道格讓我對 Hammer Strength 坐姿划船機和使用該機器時所執行的呼吸充滿興趣。道格雖然很巨，但他的腹胸呼吸柔軟度非常好，也能做出完美的水平呼吸，他的動作近乎完美。

黃金準則：運動整合與誠實

要將呼吸的效率發揮到極致有兩個關鍵：

1. 盡可能精準並誠實地維持你呼吸的長度與動作範圍。很多人在面對阻力的時候會自動轉換成垂直呼吸，不管這個阻礙是來自鼻腔或外部重量。訓練的時候必須專注呼吸，才能用最真實的方式呼吸。這樣一來，比賽時就能無所顧忌專注於目標。

2. 確保你的「運動整合」正確，因為動作型態和穩定性非常重要。
   (1) 要先確認你做的動作屬於機械式還是解剖式，或是兼具兩者的特性。
   (2) 憋氣的時間不能太長，而且每次憋氣之間都要主動呼吸。
   (3) 要知道如何有效繃緊核心（啟動腹腔整圈的肌肉，包括骨盆底肌）。
   (4) 吐氣時大聲吼出來，有助於以有爆發力的方式重新繃緊核心。
   (5) 組間休息要積極恢復、調整、呼吸，才能有效對抗疲勞。

常見問題

Q：執行水平呼吸多久以後，會發現感覺比垂直呼吸更舒服？

A：你之所以會覺得垂直呼吸很自然，是因為你已經太習慣了。但垂直呼吸無法讓你吸進足夠的空氣，會讓你更容易疲累甚至受傷。你現在已經知道這兩種呼吸的機制，應該就不會回到垂直呼吸了。當然你偶爾還是可以在嘆氣的時候抬高肩膀，但你會發現自己對身體掌控的能力變強了。請仔細體會水平呼吸這種更符合人體結構、更有效率的呼吸，將以前所未有的方式提升你對核心控制的意識。

Q：為什麼「水平呼吸可以讓核心繃得更緊」？

A：如果你執行的是垂直呼吸，吸氣的時候身體會抬高、吐氣的時候會下降，而下降時繃緊核心不是一個很有效率的辦法，而且也會讓骨盆底肌過於緊繃。建議採取水平方向呼吸，並朝水平方向繃緊身體，先收緊骨盆底肌、再把核心繃緊，這時候就更能做出 360 度的核心準備。此外，現在你的骨盆底肌已經收緊，讓你把核心收得更緊，因為你不再只是「靠著」這些肌肉並感受它們突出而已（這樣最後可能導致疝氣）。

> 執行跳躍和投擲動作時，應該在動作前吸氣，並在執行動作時吐氣。圖多爾・鮑姆帕（Tudor Bompa）指出：「肌肉在等長收縮的時候，運動員憋氣的時間建議要短一些，甚至根本不要憋氣。肌肉收縮時，一般人自然的反應是憋氣，但運動員應該在肌肉收縮時專注呼吸。」一般認為鮑姆帕是運動週期訓練理論之父，他強調一整年的訓練應使用不同的負荷，才能達到最佳的運動表現。若想瞭解更多與跳躍相關的資訊，可以參考德瑞克・漢森（Derek Hansen）與史提夫・甘迺迪（Steve Kennedy）所寫的《運動員增強式訓練解剖精解》(*Plyometric Anatomy*)。

Q：我訓練時都會使用腰帶，這對我的呼吸會有什麼影響？

A：你有沒有注意到，一直使用腰帶的健力選手，通常腰都比較粗？他們的水平吸氣都做得很漂亮，但他們的吐氣都做得很糟（通常都和垂直呼吸時的往下很像），體內的氣體通常也都殘留過多，無法正確換氣。要怎麼解決呢？如果你訓練時都會使用腰帶，就要特別練習吐氣。你訓練時可能永遠不會「把氣吐光」，但要確保訓練以外的時間能夠真正做到把氣吐光。

Q：呼吸筋膜連結是什麼意思？

A：垂直呼吸每次吸進的氣體比較少，所以你的呼吸速度必須加快，而且每次呼吸都會讓氣體進入上胸，你的肩膀和周遭肌肉會過度使用，因此會讓肌肉產生失衡，也在肌膜上產生激痛點。筋膜就像一層薄薄的保鮮膜，很容易產生皺摺，常常需要我們讓它變得更平順。坐太久、疲勞、和糟糕的姿勢所帶來的張力，都會讓筋膜「變皺」。呼吸和冥想能把這些皺褶「壓平」，並傳遞出正向的放鬆訊息。以上訊息來自喬許・施特茲（Josh Stolz），他是一名健身教練、運動學習與動作專家，也是 *TheStolzMovement* 的創辦人 [2]。

> 布萊德・吉爾登（Brad M. Gilden）是私人教練、物理治療博士、認證功能性徒手治療師、美國徒手物理治療師學會成員、功能性動作訓練教練、肌力與體能教練。他曾經指出：「我們吸氣的時候脊椎會稍微延伸，吐氣時則會稍微收縮，讓椎間盤能產生自然的活動。椎間盤沒有血液通過，必須仰賴這個自然活動帶來的擴散作用，才能獲得營養和氧氣。簡單來說，如果能做到有效率的橫膈膜呼吸，代表椎間盤可以得到更多的血液。如果要維持椎間盤健康，就必須把吸氣和吐氣都做好，讓椎間盤在兩個方向都得到適當活動。」[3]

Q：我一直聽到人家說「吐完氣後就別管了，放鬆就好」，但這樣應該不太對吧？

A：吐氣的時候心跳會稍微變慢。如果你採取水平呼吸，吐氣時身體反

2　2019 年 5 月會談。
3　2019 年 2 月與吉爾登面談。

而會產生出更強的力量（垂直呼吸就沒有這個效果！）所謂「別管了」指的是吐氣時伴隨而來的雜念，但很多人都誤會要讓身體放鬆。這個指令對於垂直呼吸者會有一個問題，就是會強化他們這種不良的呼吸模式，最後變成極端垂直呼吸，結果就是吐氣會變得很沒有效率，身體裡面會殘留太多空氣。（畢竟如果把海綿的水擠出來，海綿會縮小對吧？）

Q：吐氣和把身體縮小，感覺和我想做的動作衝突。為什麼？

A：你想要「擺出好看姿勢」的時候通常都會吸氣、挺胸挺背、縮小腹；而我要你做的剛好相反，因為從解剖學來看，這樣才是更有效率的做法。吸氣和「擺出好看姿勢」在台上固然比較好看，但我們日常生活中所需的呼吸方法，恰巧與之相反。

動作

　　「鼻吸嘴吐」這個經典指導語在以下的動作都適用，除非你一次要用嘴巴吸很多口氣來重新繃緊核心，或你的訓練組需要特別使用嘴巴來呼吸。[4]

4　若想瞭解更多資訊，請參閱凱利・史達雷的《靈活如豹》一書。

徒手深蹲

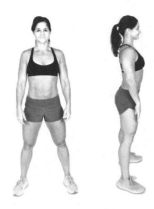

1. 確定站姿，雙腳腳尖稍微朝外，
   將腳掌用力「扭」進地板。

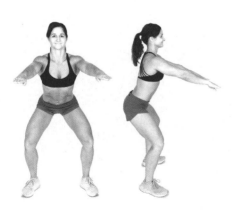

2. 將腿後肌往後延伸，雙腳脛骨
   盡可能垂直地面。將膝蓋往側
   邊推開，並開始往下蹲。

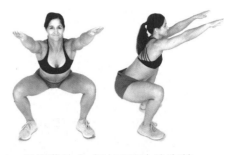

3. 用倒帶的方式站回原本的姿勢。

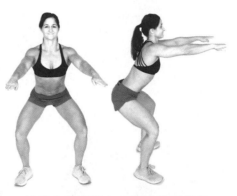

4. 站起來的過程中，要啟動肩帶與
   上背部肌肉。

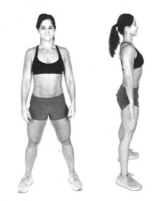

5. 站直後夾緊臀部，以維持穩定站姿。

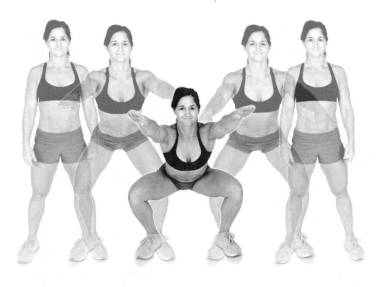

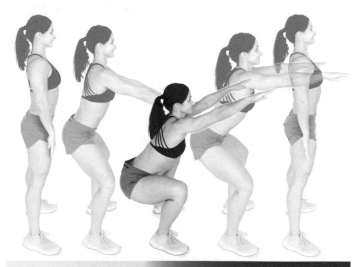

吸氣   吐氣

呼吸指引

1. 開始任何一組動作前，要先讓身體放鬆，並在來到深蹲站姿時做一次大口的水平減壓呼吸。
2. 下蹲時吸氣。
3. 吸氣不用太大口，而是要節奏平均且 360 度的環狀呼吸，這樣才能在吐氣時產生更多力量。
4. 轉換至吐氣。
5. 站起來的過程中，應該發出明顯的吐氣聲。
6. 站直時剛好吐氣結束，並伴隨臀肌同時收縮。

注意事項：徒手深蹲（以及伏地挺身和仰臥起坐等徒手動作）可以採取另一種辦法，就是在不同訓練組中採用不同的呼吸方法。舉例來說，如果你要做 10 組 10 下的徒手深蹲，其中 5 組站起來的時候吐氣，另外 5 組則在站起來的時候吸氣。[5]

5　如果你是為了大重量深蹲而做徒手深蹲來「潤滑軌道」，建議在站起來的時候吐氣，因為這樣比較像是負重深蹲的呼吸方法。但如果你做徒手深蹲的目的是體能訓練，或在一定時間內執行大量反覆次數，建議在站起來的時候吸氣。為什麼呢？帕維爾‧塔索林指出：「來自橫膈膜的額外壓力，會加快你站起來的速度，而這個壓力在訓練耐力時很好用。」例如在執行 Murph 的 300 下徒手深蹲時，這種方法就很好用。

酒杯式深蹲

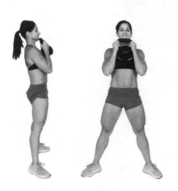

1. 雙腳比肩膀略寬。

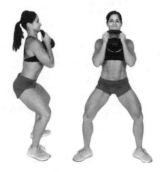

2. 屈膝時盡可能讓脛骨與
   地面垂直，並將膝蓋往
   外推。

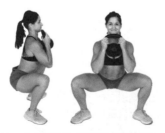

3. 大腿與地板平行時停下
   來。

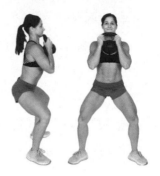

4. 站起來。

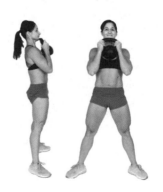

5. 回到起始位置。

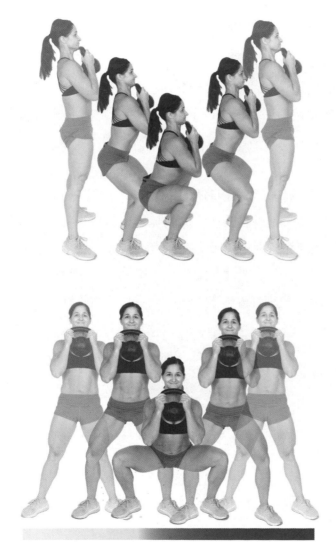

吸氣　　　　　　　　　　　　　　　　吐氣

呼吸指引

1. 開始吸氣。
2. 結束吸氣。
3. 憋氣。
4. 開始吐氣（可以發出聲音讓站起來的過程更順利）。
5. 回到起始位置時結束吐氣（如果重量較重且次數較多，你可能會發現必須到整組做完並把重量放下後，才會把氣完全吐掉）。

注意事項：將壺鈴拿在身體前方所需的張力，有助於讓你把氣吸進身體較低的位置。這時候請注意你的呼吸是否變得更接近環狀呼吸（特別注意身體側邊與背部），吸氣時你應該會感覺身體側邊會動。

疑難排解：你許會發現，蹲到一半至站起一半這兩秒左右的時間會自然而然憋氣，這是因為身體要應付重量及平衡的挑戰。

背蹲舉

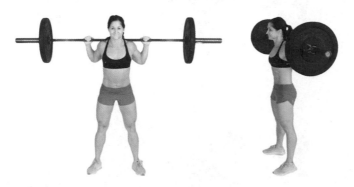

1. 將槓鈴平穩放在背上，可以使用高槓位（放在上斜方肌）或低槓位（放在後三角肌和中斜方肌）。繃緊上背並把槓鈴扛離掛勾，揹著槓鈴站直以後小心往後走幾步，來到背蹲舉的起始位置，並讓雙腳來到適當的站距。

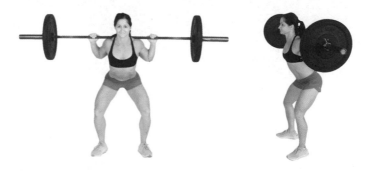

2. 將臀部稍微往後並往下推，同時屈膝來到蹲姿，並保持核心繃緊與背部平坦。下蹲過程中請想像用雙腳把地面扭開，並將臀部往腳跟的方向下拉。

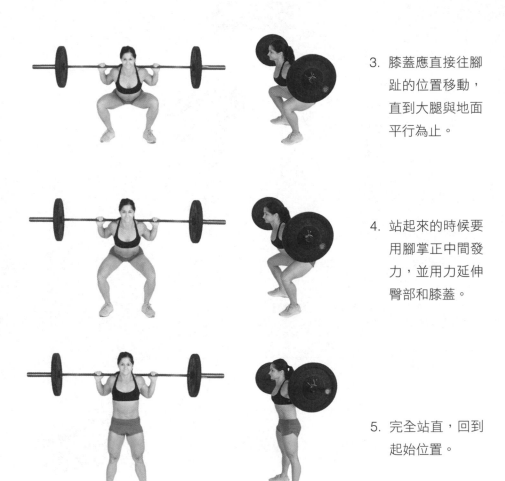

3. 膝蓋應直接往腳
   趾的位置移動，
   直到大腿與地面
   平行為止。

4. 站起來的時候要
   用腳掌正中間發
   力，並用力延伸
   臀部和膝蓋。

5. 完全站直，回到
   起始位置。

呼吸指引

1. 把槓鈴扛起來的時候要吸氣並繃緊核心，讓全身充滿張力。
2. 憋氣和繃緊核心時往下蹲。
3. 蹲到底時也要維持憋氣和繃緊核心。

4. 站起來遇到「障礙點」的時候，可以稍微吐氣或直接吼出來，同時重新繃緊核心以完成動作。

5. 快站直時吐氣可以讓力量更強。

6. 吸入適當的氣、繃緊核心，繼續執行動作。

注意事項：如果重量不重，一口氣可以蹲兩下，也可以在起槓後用力吸兩口氣。記得遇到障礙點時（或是只要槓鈴還在身上）不要把氣吐完。

疑難排解：組間休息時要好好執行深層水平呼吸，可以讓你獲得更多能量，並適當放鬆身體，有助於下次繃緊核心。要記住，不良呼吸品質帶來的疲勞，可能導致受傷。

臥推

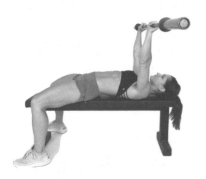 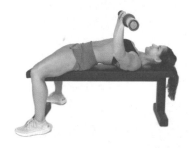

1. 躺在槓鈴下方，讓槓鈴在鎖骨的正上方。

2. 起槓前將肩胛骨往後收緊，並啟動闊背肌與上背部，將肩膀控制在穩定位置。

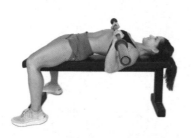

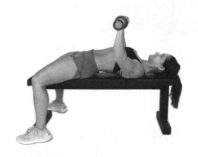

3. 起槓後讓槓鈴來到肩膀正上方。

4. 維持肩胛後收，將槓鈴往下碰到胸口。

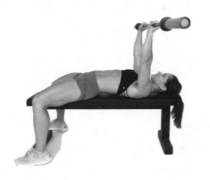

5. 將手肘打直，回到起始位置。

呼吸指引

1. 躺下前先吸一大口氣。
2. 肩胛和臀部來到正確位置時吸氣，然後再吐氣。
3. 起槓並將槓鈴移動到肩膀上方時要吸氣並短暫閉氣，然後再吐氣。
4. 槓鈴下降時吸氣。
5. 槓鈴上推時吐氣。

注意事項：只要槓鈴離開槓架，你就不會把氣完全吸飽或吐掉。必須等確實回槓以後，才做大口的呼吸。

疑難排解：第二步的吸氣，可以想像將身體「往前」延展，這樣有助於將肩胛和臀部放在穩定的位置。

引體向上 / 反手引體向上

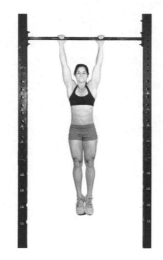 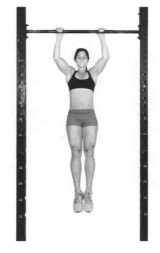

1. 夾緊臀部，並將雙腳併攏（也可以讓雙腳交叉）。

2. 把肋骨壓低以啟動腹肌，從闊背肌開始出力來將身體往上拉。

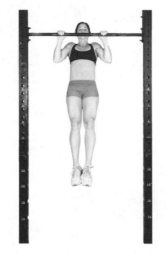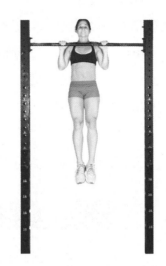

3. 鎖緊手肘並啟動臀部，往上
   拉的過程中務必確認主要以
   闊背肌為主要力量來源。

4. 讓下巴超過單槓，但不要刻
   意用下巴去找單槓。下來的
   時候也要有控制。

呼吸指引

1. 吸氣。
2. 往上拉的時候吐氣。
3. 你可能會必須閉氣然後吐氣，就跟其他動作遇到障礙點時一樣，
   只要確保執行動作的過程中不要完全把氣吐光就好。
4. 拉到最高點將手肘緊收在身體兩側時完成吐氣，並在下降時吸
   氣。

　　注意事項：有沒有感覺到，以上對於吸氣的著墨比較少？確實是這
樣沒錯，因為整個動作的重點在往上拉，而往上拉的時候要更專注於閉
氣或吐氣。

　　疑難排解：我們要確定一個概念：吐氣時你的肌肉會收縮，而引體向上就是要你收縮肌肉，把身體往單槓的方向拉上去。請把這個動作視為全身性動作，而不是「練手臂」的動作，你會得到更全面的訓練效果。

壺鈴擺盪

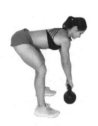
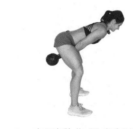
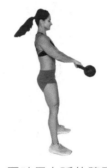

1. 將肩膀往後收，雙腳站距比臀部略寬，利用屈髖將臀部往後推，並把背打直。

2. 來到動作最底部的時候，稍微屈膝並把臀部壓低，保持身體繃緊並把背打直。

3. 同時用力延伸髖關節與膝蓋，要等髖關節完全伸展之後才讓手臂離開身體。

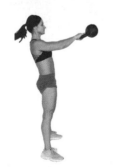
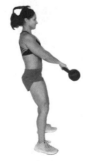
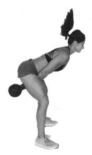

4. 髖關節完全伸展以後要將臀部夾緊並打直膝蓋，這時候你會有短暫時間感受不到重量。

5. 壺鈴降落時要控制。

6. 這個步驟的壺鈴路徑和第 2 步驟一樣，唯一的差別就是現在壺鈴的移動有慣性。

呼吸指引

1. 屈髖準備的時候正常呼吸。
2. 吸氣，並在準備將身體往前延伸時收緊腹部。
3. 用力吐氣，你應該要能聽到自己的吐氣聲。
4. 轉換成吸氣。
5. 壺鈴往下時吸氣。
6. 準備將身體往前延伸時完成吐氣。

注意事項：吐氣的聲音要明顯，也要很用力，但吸氣可以不用這麼用力。你必須保持身體平衡，因此吸氣其實沒有吐氣重要，畢竟吐氣才能讓你產生力量與控制動作節奏。要做好壺鈴擺盪，就必須掌握從吸氣到吐氣、再從吐氣到吸氣等呼吸時機。你也會發現，使用很重的壺鈴來做計時擺盪的時候，你其實必須把壺鈴往下推，而不只是讓壺鈴「落下來」。

疑難排解：有些教練建議的呼吸方法和我們提到的相反（壺鈴往上的時候吸氣），但你必須要小心。相反呼吸方法有一個問題，就是你在延伸脊椎的時候應該要繃緊核心才對，而且如果下意識採用垂直呼吸，可能會讓你的身體失衡（尤其是疲勞的時候）。

伏地挺身

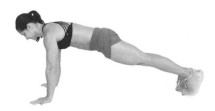

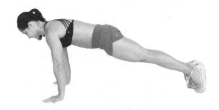

1. 雙手要比肩膀略寬，手指稍微
   指向外側。

2. 肩膀在手腕正上方，不要在後
   方。

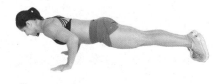

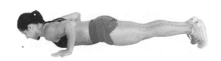

3. 身體往下降的時候，要讓身體
   重量平均分配在雙手上，並將
   雙手往地面的方向推。

4. 來到底部的時候要把腹部收
   緊。

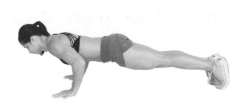

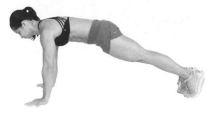

5. 往上推的時候，脊椎或肩膀的
   位置部會改變，背部也必須全
   程打直。

6. 從胸部用力推，並延伸手臂，
   回到起始位置。

呼吸指引

1. 來到起始位置時正常呼吸。
2. 吸氣的聲音不會比吐氣還大，而吸氣時可能會感受到腋下附近的部位產生動作。
3. 胸口碰到地板前都要保持吸氣，然後再快速轉換成吐氣。
4. 用力吐氣。
5. 你應該感到肋骨稍微變得更集中。
6. 完成吐氣，快速轉換成吸氣。

注意事項：吐氣的聲音要明顯，這樣對於動作節奏比較有幫助。簡單來說，整個動作的流程就是：吸氣、胸口碰地、吐氣、推回起始位置。

疑難排解：做伏地挺身的時候，你必須繃緊核心同時又能呼吸。如果從頭到尾都閉氣，動作品質就會在最後呼吸的時候被犧牲掉；但如果太大口吸氣吐氣，核心又不容易繃緊。最適合伏地挺身的呼吸方法，就是維持腹部張力，同時身體側邊和背部稍微往外延伸。吐氣時不會把氣完全吐掉，而是把吸進來的氣小口快速吐掉。

肩推

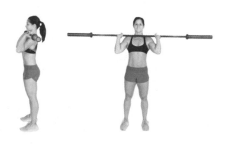

1. 把雙腳站穩，槓鈴要放在胸口和肩膀上。雙腳與臀部同寬，腳趾朝向前方。槓鈴上推的軌跡應該是一條直線，所以你必須將頭稍微後仰，才能避免漂亮的鼻子被槓鈴打到。將槓鈴往上推，而槓鈴超過你的臉以後，再將頭擺回原位，並往前看。

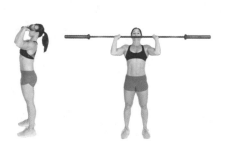

2. 以爆發式的動作將雙手打直。

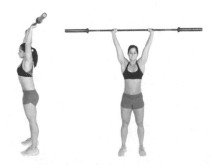

3. 雙手打直把槓高舉過頭時，將軀幹和頭部拉到槓鈴下方，並維持足夠的核心壓力來平衡槓鈴。

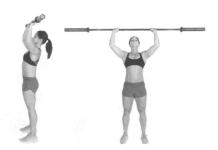

4. 以有控制的方式將槓鈴往下放時，記得鼻子要讓開。

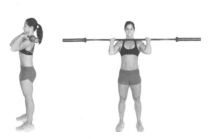

5. 將槓鈴放回肩膀。

呼吸指引

1. 吸氣

2. 手臂延伸時吐氣。

3. 手臂延伸時吐氣將核心繃緊，吐氣可以大聲一點。

4. 吸氣的時候要小心，因為你同時正將槓鈴往下放。

5. 將槓鈴平衡在身體上時，可以做幾小口的呼吸，再做下一下動作。

注意事項：這裡的呼吸方法將取決於重量（和深蹲或臥推一樣）。重量比較輕的時候，上推時吐氣、下降時吸氣；而重量比較重的時候，就要吸氣閉氣、繃緊核心，然後在遇到障礙點時吐氣。

疑難排解：沒錯，你把槓鈴高舉過頭平衡的時候，可能會覺得能夠稍微呼吸，但要記得小口一點。你可以練習用輕重量執行較多的反覆次數，把吸氣和轉換的時機和技巧練熟。

硬舉

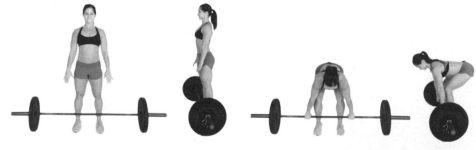

1. 雙腳站穩、脛骨靠著槓鈴，讓槓鈴來到腳掌正中心的上方。

2. 將腿後肌往後推，屈髖讓身體往下，直到雙手抓到槓鈴或無法再往下為止。

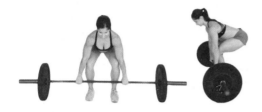

3. 背部要打平，啟動闊背肌將肩膀固定在穩定位置，並將肋骨往下拉，想像「抱緊自己的身體」。

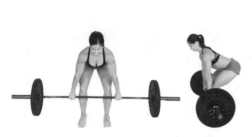

4. 稍微往後坐，同時將雙腳往地面推，把槓鈴拿起來。

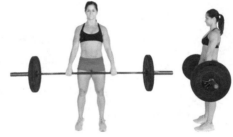

5. 用力將雙腳伸直來到站姿。

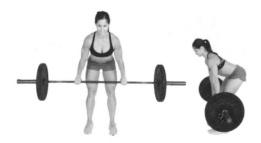

6. 如果反覆次數不只一下，每次都要重新確立站姿並回到第一步。

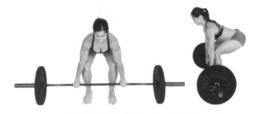

7. 要透過屈髖將槓鈴放回地面。你可以讓槓鈴輕輕碰地以後再直接舉起，或把重量整個放掉，重新調整後再做下一下動作。

呼吸指引

1. 站在槓鈴前方時，先吸氣吐氣來做好準備。
2. 開始動作前要吸氣，只要足夠讓核心繃緊就可以。
3. 繃緊核心（如果想要更多張力，就再吸一口氣）。
4. 閉氣。如果需要在障礙點稍微吐氣，就要確保能夠重新繃緊核心來調整張力。
5. 來到站姿時吐氣。
6. 吸氣閉氣，再將槓鈴往下放。如果選擇摔槓，就要確保在放開槓鈴以後，才執行完整的呼吸。
7. 多吸一口氣來讓核心繃得更緊。

注意事項：取決於重量和你的肌力，你可以在舉起槓鈴的過程中吐氣，也可以在動作全程都保持閉氣。硬舉呼吸法的精簡版就是：站立時吸氣、閉氣、繃緊核心。舉起槓鈴的過程吐氣、重新繃緊核心。閉氣、吐氣、然後再次吸氣。

疑難排解：如果動作過程中發現任何不對勁，請傾聽身體的聲音，有必要就停止動作。多數人回想當時造成自己受傷的動作時，其實都知道當時有地方不對勁。

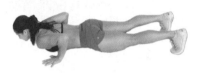

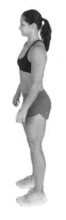

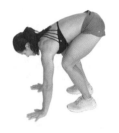

1. 確立起始位置。

2. 屈髖讓身體前傾，雙手手掌貼地，手指朝前或稍微朝外。

3. 雙腿往後跳，讓胸口來到地面。

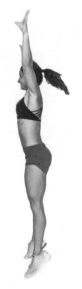

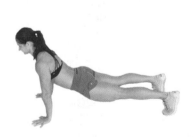

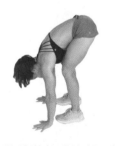

4. 手肘打直。

5. 將膝蓋拉向胸部，雙腳往前跳，讓自己站起來（雙腳要盡可能接近雙手）。

6. 從這個位置執行一個垂直跳，落地時要做好緩衝，再做下一下動作。

呼吸指引

1. 雙手往下放的時候吸氣。
2. 吸氣超過一半以後，雙腳就往後掉，讓身體來到棒式。
3. 胸口碰地時吐氣。
4. 開始吸氣。
5. 雙腳往前跳準備站起來的時候吐氣，然後再短吸氣。
6. 跳起來時吐氣。

注意事項：做波比跳時呼吸很容易亂掉，特別是你疲勞的時候。如果你發現自己已經完全用嘴巴在呼吸，記得要換成鼻子來做最後幾下呼吸。

疑難排解：動作速度很快，所以你要專注在吐氣，而吸氣則會自然發生。取決於你的疲勞程度和反覆次數，可能會吐氣 2 至 3 次。

仰臥起坐

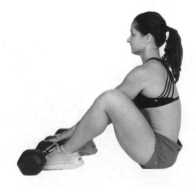

1. 把雙腳固定在穩固的東西下面（可以是兩顆啞鈴、沙發、或是仰臥起坐專用板凳）。先來到坐姿，肩膀往後收並位於臀部正上方，雙手摸著啞鈴。

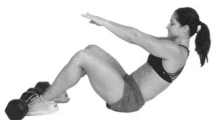

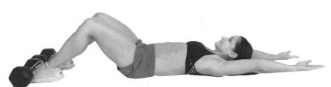

2. 開始將身體往後倒。

3. 手臂伸直往頭頂後方延伸（也可以往前伸直）。

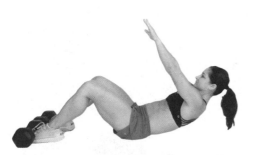

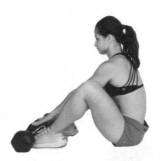

4. 坐起來的時候可以將手臂甩往身體前方。

5. 回到起始位置。

呼吸指引

1. 開始動作前要先呼吸。你在呼吸時可能會感覺到身體側邊有一股力量推向雙腳。
2. 吸氣不要太大口，以保持核心啟動。
3. 背部碰到地板且雙手伸直時結束吸氣，並準備轉換至吐氣。
4. 坐起來的時候吐氣。
5. 來到起始位置時結束吐氣。

　　注意事項：呼吸要發出聲音，也要配合動作，這樣你就可以做更多下，而且品質更好。

　　疑難排解：別忘了你的腹直肌和腹斜肌屬於吐氣肌群。如果你可以在做動作時有效運用這些肌肉，就能徵召更多核心肌群。

跳箱

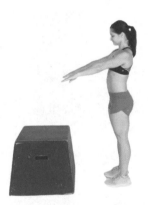 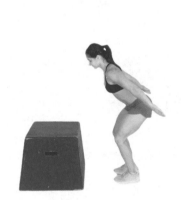 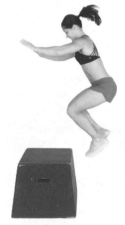

1. 站在箱子前方，雙手稍微伸直位於身體前方。

2. 雙手往後擺的時候，屈髖並屈膝。

3. 快速將雙手往前擺動，同時以爆發的方式跳離地面。

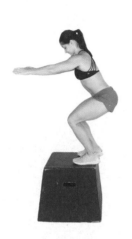

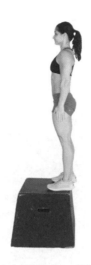

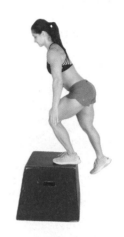

4. 降落在跳箱上時要盡量輕盈一些。

5. 站在跳箱上，同時腿部肌肉記得用力。

6. 身體稍微往前傾，將一隻腳往後伸回地面。

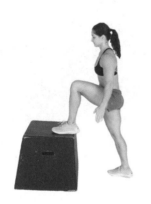

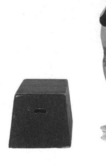

7. 一隻腳碰到地以後，轉換重心並將另一隻腳帶回地面。

8. 回到起始位置。

呼吸指引

1. 開始吸氣。
2. 手臂往後擺的時候保持吸氣。
3. 雙腳推向地面準備起跳的時候吐氣。
4. 降落時應把氣吐完，以維持身體穩定。
5. 把氣吐完，並準備開始吸氣。
6. 此時呼吸要小口一點，因為你必須做好平衡，才能將腳往下放。
7. 另一隻腳也放回地面後完成吐氣。
8. 回到起始位置後吐氣，準備下一次動作。

注意事項：起跳時要吸氣可能感覺起來很直觀，但如果你在做一組需要爆發力的反覆動作，腳推地準備起跳時吐氣很重要。

疑難排解：吐氣可以讓你把膝蓋抬得更高。吐氣帶來的力量不應發揮在降落的時候，否則降落就會太大力。你選擇往下走、往下跳、或嘗試最大高度跳躍，將決定你的呼吸方法是起跳後做很多次呼吸，或維持 1 比 1 的呼吸模式。

常見問題

Q：在做伏地挺身的時候，如果我為了做更多下而故意改變吸氣和吐氣的時機，會怎麼樣嗎？

A：只要能夠維持姿勢且呼吸不受干擾就沒問題。要注意的是，就算你身體沒有額外負重，還是必須仔細維持精準的動作。

Q：肩膀上扛著重量時，是否要做腹式呼吸呢？

A：否。有體外負重的時候，你要嘛就是維持核心緊繃，並在需要的時

候透過身體側面來做小口的吸氣吐氣；要嘛就是閉氣直到重量離開
身體，這時候就可以大口吸氣來減壓。有體外負重時將肚子刻意往
前撐，非常容易導致受傷。

Q：我在做大重量深蹲的時候，在頂部吸氣，動作過程中閉氣，回槓時
　　吐氣，這樣可以嗎？

A：當然，只要確保組間休息時能妥善放鬆核心和呼吸就好，畢竟你在
　　做動作的時候，大部分的時間都在做間歇式的閉氣。

Q：腹式呼吸感覺讓我更不穩定，這樣對嗎？

A：請記住，腹式呼吸只是整個呼吸過程的開始，並讓可能卡住的橫膈
　　膜開始移動而已。身上有負重的時候，不要使用腹式呼吸。你可以
　　回到第 171 頁複習「剛性光譜」的概念，才不會受傷。

Q：我在繃緊核心準備做硬舉的第二步驟時，感覺很想把體內的氣都吐
　　掉，這樣合理嗎？

A：如果你的核心繃得夠緊夠安全，可以稍微吐掉一點氣。繃緊核心和
　　吐氣不一樣，如果要有足夠的體腔內壓，必須感覺到整個身體都很
　　堅固，而先決條件就是動作要正確、且對身體要有足夠的意識。

第十四章

精準呼吸
學習精準的藝術

Breathing For Precision:
Learning The Fine Art Of Lethal Accuracy

　　展現精準動作，對運動員來說是最令人滿足的感受，甚至會讓人上癮。不管打擊的目的是生存或是競賽，命中目標的感覺就是這麼棒，甚至可能神聖到無法形容。不過精準動作其實是一種技巧，必須透過消除變因的刻意練習才能達到。問題是，如果你和多數運動員一樣，你可能從未注意過精準動作最重要的變因：呼吸。從事幾公釐都必須斤斤計較的活動時，呼吸會帶來很大的影響，而且可能比想像中更大，而且在精準型運動的相關文獻中，對呼吸的詳細實際討論實在乏善可陳。

　　有趣的是，在世界上許多地方，在休閒的時候做到精準動作，已經有很長的歷史，甚至是根深蒂固的文化。考古學家曾經在歷史長達 3,200 年的埃及金字塔中，發現保齡球運動的雛形；而飛鏢的歷史至少也可以追溯回中世紀的英國，當時無聊的士兵會把弓箭往木桶的底部投擲。

　　幾乎所有人都在亂槍打鳥，關注一些根本無法控制的事，卻沒有花心思在真正的問題上。運動表現高低的關鍵不是運氣、巧合、僥倖、天意、或不幸。要有良好的運動表現，關鍵就是呼吸是否能夠配合心跳、揮棒、投擲等動作。如果你在從事運動或活動時沒有考量呼吸，你的表現就會受到一些你根本沒意識到的事情影響。舉例來說，你的每一次呼吸都會啟動體內許多主要肌群或器官，例如橫膈膜從吸氣到吐氣的過程中的移動範圍可能高達 5 英吋。橫膈膜受到的推擠可能難以察覺，且表面上可能看起來跟結果無關，但其實會與很多機制產生交互作用，並影響你是否能夠命中靶心[1]。

　　你的呼吸和閉氣方法會直接影響神經系統，效果比「正向自我對話」、找出恐懼根源的療程、或是幸運內衣褲等任何其他事都還顯著。呼吸會直接影響心跳、血壓、喚醒程度、焦慮、以及腎上腺素的分泌。你的每一次呼吸，都會透過迷走神經將訊號傳遞給大腦。如果你執行的生物力學呼吸不理想，就會影響心跳，因此使你更緊張。

　　呼吸的節奏和深度或影響自主神經系統，讓你的身體與情緒在「戰逃反應」和「休息消化反應」兩個極端之間游走。透過上胸執行的淺層呼吸，會讓身體以為你正在遭受攻擊，而這時候身體就會立刻反應，分泌更多的皮質醇和腎上腺素進入身體（可能只有一茶匙那麼多，但如果你想要做到精準動作，那一茶匙就太多了）。如果你想要躲避一隻熊的攻擊（或是球隊教練要讓你更專注於比賽時），這個狀況可能會有幫助；但如果你的目標是把撞球打進洞或擊中目標，可能就會帶來反效果。現代生活把我們的身體推向極端，而在要求精準的運動項目中，成

1　美國海軍陸戰隊教官手冊特別載明，打擊的時間要配合自然的呼吸停頓，或是配合吐氣後的那一刻，因為這時候肌肉和動作會冷靜下來，而一切才算準備就緒。

功的關鍵就在於你是否能穩穩處在「冷靜且機警」的狀態，同時又具有細膩的運動技巧，而這種狀態和技巧在多數運動中都很少見。

精準的原則

如果能做到帶來精準動作的呼吸，你將能夠：

1. 將重心壓低，讓身體更穩定。
2. 減少不必要的上半身動作。
3. 控制神經系統，以避免焦慮，並把能量用來提升表現。
4. 隨心所欲降低心跳和血壓，並控制皮質醇等壓力荷爾蒙。
5. 有效將氧氣提供給身體和腦，讓你持續保持思緒敏銳與冷靜。
6. 讓你的直覺變得更準，並消除心中雜念。
7. 在很長的運動表現中保持專注。

呼吸練習：比賽與呼吸機制的心理連結

就好像你應該先學會爬再學走路、先學會走路再學跑步，要練成精準呼吸，最好要從基礎開始學習。我們將透過兩個相當容易控制的運動情境，來學習精準與持續的基本步驟：高爾夫球的推桿以及定點打擊。它們是精準運動的代表，而且變因也非常少：目標不會動、你也不會動，而且周遭也不會有一堆人一直鼓勵你或辱罵你。在這邊學到的技巧，也可以應用在其他精準運動上，例如射箭、飛鏢、撞球、飛刀、或擲斧等等[2]。

2　糯鰻擁抱（conger cuddling）是英國一項少有人知的精準運動，內容是對著皇家國家救生艇協會（Royal National Lifeboat Institution）成員投擲死掉的糯鰻。

> 各種精準運動之間固然有些差異，但呼吸在每一個項目中都非常重要。射箭的手臂位置和高爾夫很不一樣、打撞球時你的身體會向前傾、拉弓的時候你會將手指往後拉來準備打擊、拿槍的時候你要準備扣板機、打高爾夫球的時候你要準備擊球。

　　以下精準運動相關的主題中，我精心挑選出最喜歡的清單（如果你想要參考原始研究，所有的資料都會列在註腳或書本最後的參考書目）。

1. 最精準最大的威脅，就是眼睛和頭部的動作。

2. 我們的專注時間越來越短，因此你能夠專注多久，將直接影響你能夠多精準。

3. 你對自己的重複提醒，並不如你想像中的重要。

4. 降低心跳的能力很重要。

5. 張力會帶來猛烈的動作，而流動性的意思是你的思緒與身體都相當冷靜。

6. 在「開始動作」前選擇吸氣或吐氣，是能否成功的關鍵。

7. 如果你的狀態從機警變成焦慮，那麼精準動作控制將蕩然無存。

8. 焦慮會扭曲你的時間感和聽覺。外在的干擾（例如鳥鳴和旁邊人的耳語聲）可能會比實際上更大聲。

9. 你可能會開始缺氧。缺氧（氧氣不足）是怎樣的感覺呢？會讓你的專注力與判斷力下降，也會影響運動技巧和協調性。

10. 在高風險的情況下，你的心跳會加速（不管這個情況對精準的要求有多少都一樣），而你對自己說的話（「只是一場比賽，放鬆一點！」）常常會連自己都不相信，這點我們很快會討論。

而所謂的風險也不一定要是真的風險，只要是你在乎的風險都
會有影響。

11. 間歇性閉氣可能會對表現產生負面影響。

12. 體內中二氧化碳的累積，會讓呼吸的需求更急迫，影響你瞄準
的能力。許多文獻都指出，二氧化碳的累積與對於呼吸不足所
產生的焦慮，會為我們帶來不適感。

13. 吸氣時你的視線必然會稍微往上，吐氣時則會稍微往下；而垂
直呼吸會讓這個情況更明顯。

14. 「慢動作」（花太多時間並太執著動作技巧）是精準運動員的
禁忌。

> 澳洲葛瑞菲斯大學（Griffith University）有一則研究刊登於《國際心理與生
> 理學雜誌》（*International Journal of Psycho-physiology*），該研究探討不同
> 程度高爾夫球選手在推桿時的心跳與呼吸模式，發現越有經驗的菁英選手
> 「在推桿前的心跳率會顯著下降，並在極低頻帶展現出較大的心率變異。」
> 也就是説，這些選手在推桿前的心跳比較慢，也能夠在推桿前更早的時間就
> 把心跳降下來。該研究的作者也有其他有趣的發現：技術較好的選手也會在
> 推桿之前吐氣，這個做法很有道哩，因為吐氣會讓心跳變慢；而新手則通常
> 會在揮桿前吸氣。

在高風險情況中，你的心臟真的會跳很快

專注力與精準運動控制能力，會受到腎上腺素飆升以及焦慮感受的影響[3]。在這樣的情況下，你還是能夠走很大步或甩動手臂，但穿針線就會變得相當困難[4]。如果你的狀況從機警變成焦慮，四肢的血流量就會下降，這時候壓力會開始堆積，流動性和一致性都會下降，因此你會不會放鬆就變得很重要。

常見問題

Q：有人說，一直想著要怎麼呼吸，只會讓原本已經很龐雜的呼吸力學更複雜，是真的嗎？

A：呼吸不是力學的一部分，而且其實專注於吸氣和吐氣，反而會讓你不那麼盲目執著於力學。因此，在執行下一章即將討論的「目標呼吸模型」時，你不會去刻意思考要怎麼呼吸。你可以在每一個訓練階段都專注在呼吸上，例如你到達訓練場所以及暖身時都很適合。暖身時專注呼吸，可以防止內心產生更多雜念。只要心裡平靜，你

3　羅格斯大學（Rutgers University）曾針對高爾夫和呼吸之間的關係，執行一個較具侵入性的研究。研究者讓受試者戴上配有紅外線感測器的面罩，來追蹤他們的呼吸與心跳；也讓他們再戴上兩個裝置，來記錄頭部和眼部的動作。研究者讓 6 名受試者（全都是高爾夫新手）戴上這些裝置，並請他們從 9 英呎的距離推桿。一開始受試者把球推進洞就能得 2 分，而如果失敗就扣 2 分；隨後研究者為了讓受試者感到更多的壓力，就把沒進的懲罰變嚴重（最多會扣 5 分）。該研究的結果刊登於《肌力與體能研究期刊》（*Journal of Strength and Conditioning Research*）中，指出風險變高的時候，受試者的心跳會加快，每分鐘的心跳比先前懲罰較輕時多了十幾下。

4　第一線急救員會告訴你，接下來受影響的是聽覺、對時間的感知、以及記憶力。對此議題有興趣的話，可關注珍妮特・梅特卡夫（Dr. Janet Metcalfe）於哥倫比亞大學的「後設認知與記憶實驗室」http://www.columbia.edu/cu/psychology /metcalfe/index.html。

就會專注在當下；只要專注當下，你就能進入心流；而只要能進入心流，你就能拿出最好的表現。

提升穩定性讓基礎更穩固

你真的知道身體的重心在哪裡嗎？很可能跟你想的不一樣。在進一步探討前，讓我們先打破一些關於核心的迷思。很多人以為核心是肚臍以上大概幾英吋的部位，或以為核心位於軀幹中段的某個圓形範圍。實際上，核心的位置比你想像中低了大概半英呎左右。你的骨盆、腹直肌、腹斜肌、背部、以及組成骨盆底並支撐附近整體結構的二十多條肌肉，才是你真正的核心。換句話說，核心不只環繞你的軀幹，還包括你軀幹的底部。所以其實你的重心在肚臍下方 2 英吋左右的位置，大概就是腰帶所在的位置，這就是你的船錨、你的中心點。如果你呼吸的時候讓身體中段擴張並收縮，就會壓低身體重心，長久下來將讓你的力量和穩定性越來越強[5]。

無論你執行的是什麼樣的精準運動項目，一定都與數字和物理有關。我們稍後將討論有助於支撐力學的「內部比賽」，但內容不是自我對話、願景、或所謂神聖的介入法之類的。如果你沒有讓內部比賽和節奏來到最佳狀態，就必須面對運動表現的起伏，到最後就可能會放棄。

5　可以參考道家大師曼達嘉（Mantak Chia）的演講，裡面有解釋為何腸道和肚臍附近的空間對身體健康、情緒健康、以及能量都很重要。

> 理查・庫普（Richard Coop）博士是一位高爾夫心理學家，在指導第一級別大學運動員方面有超過四十年的經驗，甚至還指導過年輕的麥可・喬丹（Michael Jordan）。庫普博士發明了「淨化呼吸」這個概念，也就是透過鼻子吸氣、並透過嘴巴吐氣。

個案研究

馬克的身形相當巨大，胸肌也非常強壯。他一開始使用的是垂直呼吸，每次呼吸的時候上半身的起伏都非常明顯，而他也一直受到肩頸疼痛（以及顳顎關節症候群）所苦。首先，我將他的呼吸部位調整到身體中段和腹部，讓他的肩膀得到放鬆，同時他也感覺呼吸的品質提升。他有時候會覺得氣吸不滿（他對這個狀況相當困惑，畢竟他的胸廓範圍很大），其實原因在於不會妥善吐氣，也就是沒有完全把氣吐掉。肚子上的重量讓他更難妥善執行吐氣，因此他養成不好好吐氣的壞習慣。

馬克認為他「空氣飢餓」這個症狀，是因為他一直試著專注不動所導致。而他停下來試著深呼吸的時候，整個身體都會產生明顯的起伏。「過度膨脹」這個概念，很常出現在呼吸功能不健全的垂直呼吸者身上。不幸的是，他們往往只會透過小口呼吸來解決這個問題。而馬克的呼吸習慣，可能已經讓他每次呼吸都很小口了，如果情況不改善，最後可能會為身體帶來太多的張力，以及氧氣和二氧化碳的失衡。

馬克學會水平呼吸以後，就能夠只用八成的努力，得到比之前更好的呼吸品質，也能吸到更多的空氣。他想像自己的胸大肌下方有一條線，並在每次吸氣時都專注在這條線以下的移動。呼吸時伴隨一定的髖部動作，並瞭解正確呼吸的力學機制，讓他徹底改頭換面。現在馬克呼

吸的時候，上半身的動作不再那麼明顯，也不會因為「空氣吸不夠」而感到焦慮，因此運動表現大幅提升。

> "
>
> 美國職業高爾夫球協會（PGA）巡迴賽冠軍傑森‧杜夫納（Jason Dufner）曾經從海軍狙擊手那邊得到靈感，讓他的推桿更上一層樓。杜夫納曾在專訪時表示：「有時候我覺得自己推桿的想法和動作似乎太過急促，而我一直嘗試要慢一點，並專注於呼吸，目前看來效果不錯。」截至 2018 年年底為止，菲爾‧米克森（Phil Mickelson）是 PGA 巡迴賽場上最擅長推桿的球員。就在米可森在 2013 年以低於標準桿 3 桿的推桿成績，贏得該年度 PGA 巡迴賽之前，羅‧古茲（Lou Guzzi）就曾經說：「你可以看到他對呼吸有多麼專注，在揮桿之前都會確實吸入氧氣，並讓自己確實放鬆。」2013 年美國公開賽冠軍賈斯汀‧羅斯（Justin Rose）也說：「做了三次深呼吸後，你會感到冷靜很多，真的很神奇。」許多與高爾夫球相關的呼吸建議都不會講得太細，但我們就是要講那麼細。
> 「揮棒時要觀察怎樣的動作感覺比較自然，然後刻意練習。我們不必刻意花時間去額外檢查其他的力學機制，而是要精準掌握擊球時自己呼吸了幾次、以及怎麼呼吸。揮棒時，記得要在用力時吐氣。」
>
> "

RPM（呼吸精準指標）

繼續討論以前請先自我評估，以下數字可當作呼吸品質的基準：

- 你的安靜心跳率是多少？
- 你的吸氣最多能持續多久？
- 你的吐氣最多能持續多久？
- 你可以將心跳壓到多低？
- 你表現最好或最自然的心跳率是多少？
- 你的呼吸智商是多少？

良好呼吸的吸氣

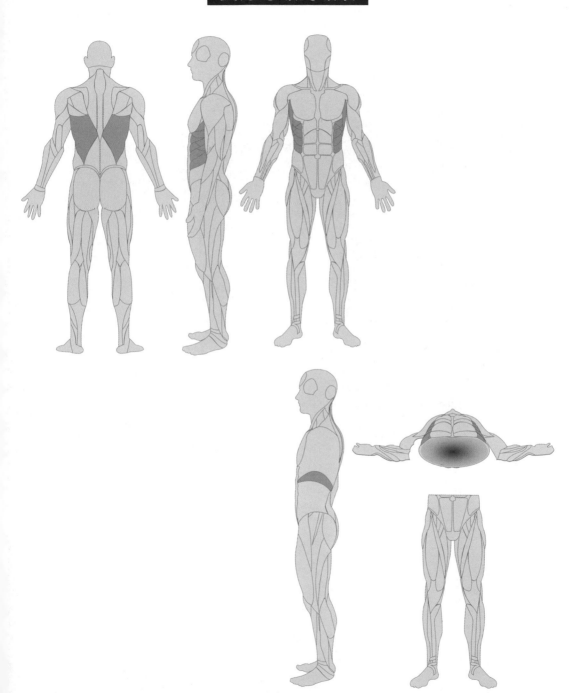

良好呼吸的吐氣

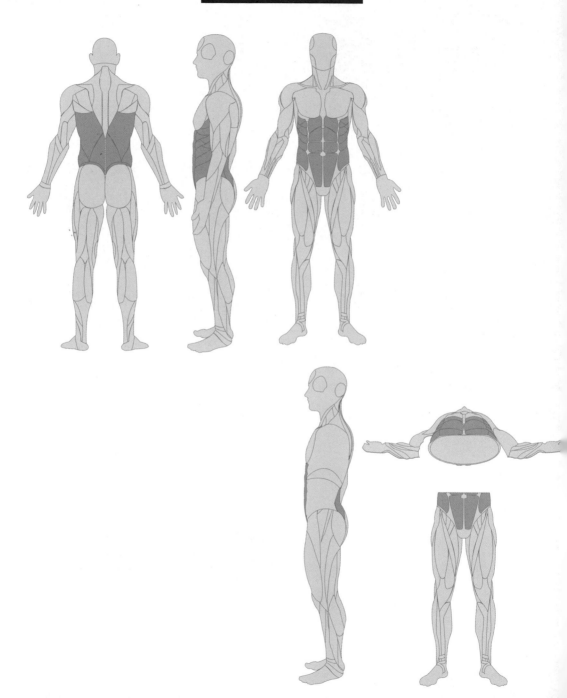

第十五章

需要精準動作的運動

高爾夫、射擊、打擊的呼吸甜蜜點

Applied Precision:
Finding (And Extending) "The Sweet Spot" In Golf, Shooting, Archery, And Pool

　　我剛開始研究許多高爾夫球選手的呼吸法以後，讓我很訝異的是…他們根本沒有任何呼吸法。我會跟他們開玩笑說：「棒球場上沒有眼淚，而高爾夫球場上顯然也沒有呼吸。」

　　其實很多精準運動項目的選手都會執行所謂的「盤旋式呼吸」，也就是先吸一小口氣、短暫閉氣、吐氣，然後再重複整個過程。這種呼吸法是人類對壓力的正常反應，而如果你想要控制並克服壓力反應，就必須拆解並研究這種呼吸法。

確實，如果你全心全意聚焦於很細微的事物，就應該和其他動物一樣：動作越小越好，當然也包括呼吸。因此我認為這種行為屬於「現代掠食者狀態」（你在趕死線的時候，也很常在電腦前面做出這種行為）。

運動員在賽場上的呼吸會那麼安靜，也跟運動的文化有關。職業撞球和高爾夫球比賽都安靜到不行，所以你的呼吸自然就會安靜到不行。而在比賽中就算有令人想振奮握拳的時刻，基本上也不會發出太大的聲音。你會不敢把心中的「讚啦」真的喊出口（因為你必須同時具備沉著與信心，而且你也知道自己一定會贏，對吧？），而戰況對自己不利的時候，你也不太會把髒話罵出來，這樣就會造成類似「受壓抑的腎上腺素」或「無法代謝的張力」等結果（別擔心，我們待會就會討論怎麼處理這種狀況）。

請你這樣做

動物在改變動作或換檔的時候，基本上都會「用力搖」，從體內快速釋出源源不絕的能量；而人類則非常不擅長這種釋放能量的行為。這種「不顧一切」的指令其實來自大腦，且不會由神經系統解讀；而如果這種掠食者狀態開始失控並占據你的前額葉皮質，就會出現一些危險的行為（可能合理，也可能不合理），例如亂扔頭盔等等[1]。

任何需要精準動作的運動項目，都適用以下的原則和練習。甚至可

1　例如布萊特‧勞理（Brett Lawrie）、布蘭登‧傑考布斯（Brandon Jacobs）、以及麥克‧希爾（Mike Shildt）；當然也別忘了馬克‧庫班（Mark Cuban）曾經亂丟開特力的罐子、阿瑪雷‧史陶德邁爾（Amare Stoudemier）曾經掄打滅火器等東西、A.J. 柏奈特（AJ Burnette）曾大力捶門、以及哈比卜‧努馬哥梅多夫（Khabib Nurmagomedov）和康納‧麥葛瑞格（Conor McGregor）在 UFC 229 賽後的混亂場面。

以說，以下的原則是呼吸與精準運動的三大支柱。希望你也認同以下三個原則：

1. 每次打擊之間的呼吸都很重要，因為在打擊之間的空檔，如果用符合身體結構的呼吸法，可以放鬆我的身體，讓我能夠同時維持冷靜與機警，並讓肌肉和大腦獲得足夠的氧氣。

2. 我是否能將呼吸精準融入打擊前的準備，將對表現帶來關鍵影響。呼吸可以避免我一直執著在動作的力學機制，而呼吸本身也不算是一種力學機制。如果可以專注於呼吸，我就能把身體具備的功能發揮到極致，同時不會受到大腦的干擾。

3. 水平呼吸很重要，因為能避免不必要的動作出現。我做的任何動作都是刻意且經過練習的，絕不會有隨機的成分。

你正在學習的呼吸技巧，能為你打下良好的基礎，一步步把這三個支柱確實做好。本章我將邀請你畫出一個目標呼吸計畫，其實就和你的呼吸與動作地圖非常類似。

找到「自然呼吸停頓」

拿槍打擊的時候，自然呼吸停頓的時機是所謂「鏡頭鎖定」的時候，也就是視線搖晃結束的時候，做法是讓身體穩住不動，同時讓呼吸靜止。請注意，閉氣和找到自然呼吸停頓不一樣。你必須瞭解自己在打擊前的習慣、「找到自然停頓」、並多加練習。不過現在你也可以先嘗試在打擊的時候找到「不對」的感覺，當作負面教材。

在射箭這項運動中，所謂的甜蜜點就是最佳的壓力；而打擊時機也

有所謂的甜蜜點。而許多人會對精準型運動如此著迷,就是因為找到甜蜜點必須要對細節非常注意。

瞭解在呼吸光譜中何時要放鬆並扣板機打擊很重要,因為如果你抓不到時機,又不反覆練習的話,表現就不可能穩定。如果你無法百分之百抓到自然呼吸停頓的時機,就表示你的表現還有一部分是來自運氣。

你必須練到隨時隨地、隨心所欲都能抓到這個時機。

高爾夫和打擊很像,但打擊並不像高爾夫

美國海軍步槍訓練指引中指出,瞄準的時候要吐氣、再呼吸、再吐氣,然後找到所謂的「自然呼吸停頓」,也就是心跳最慢、因此雙手最穩定的時候。吐氣也會釋放肋間肌外部的張力。

「自然呼吸停頓」或「甜蜜點」不只是閉氣而起。在呼吸的週期中隨時都可以閉氣,但自然呼吸停頓只會出現在吐氣以後。事實上,吸氣到一半停頓,反而不會讓準確度提升,因為一定會有氣體從鼻子或嘴巴露出去,因此你的視線會飄移。此外,從生理學的角度來看,自然呼吸停頓會隨著心跳下降出現。如果你有機會看到一位專業射手的心電圖,會看到他的心跳率下降,而且會持續好幾秒的時間。換句話說,這個「停頓」並非稍縱即逝。自然呼吸停頓的感覺,就應該和它名稱一樣:自然。一開始很多人可能會找不太到自然呼吸停頓,因為他們太專注於外在發生的事情,無法往自己的身體內部探索與調整。

> 有些專家可能會建議「吐氣時」或「氣快吐完時」打擊。這個建議本身很棒，但如果基本的吸氣吐氣沒有做好，就會變得沒那麼理想，畢竟垂直呼吸永遠都只是淺層呼吸，而水平呼吸才能有效讓心跳率下降。垂直呼吸之所以功能不佳，是因為一些特有的指令，例如氣快要「吐完」。垂直呼吸的吐氣時間較短，而且身體會較快發出「空氣不足」的警戒。

調整你的打擊前準備

打擊的準備開始於你踏的第一步與做的第一次呼吸，讓你更快進入心流和節奏。打擊並不是在走上打擊位置時才開始，而是在你評估狀況，並開始踏第一步的時候就開始。精準型運動的頂尖選手都會自然做到這些，包括總共要呼吸幾次、讓呼吸配合自己的動作等等，不允許一絲的隨機。現在請在你的打擊前準備加上呼吸，因為你隨時都應該知道自己到底該吸氣或吐氣。

帶來精準的目標呼吸

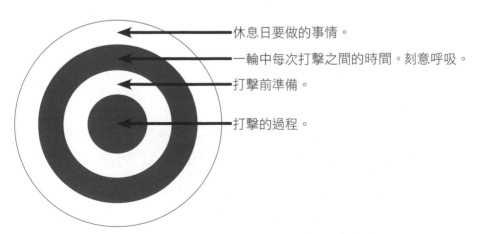

休息日要做的事情。

一輪中每次打擊之間的時間。刻意呼吸。

打擊前準備。

打擊的過程。

精準目標呼吸的重點

圖中靶心的位置代表你打擊的時候，不管是飛鏢、斧頭、彈珠或是手槍都一樣。此時打擊的「思考部分」已經結束，進入了「打擊部分」。

往外擴出的第一個同心圓則是打擊前的準備，可能是你選擇目標或解讀賽場訊息的時候。不過，打擊前思考和分析總會有結束的時候。高爾夫運動有一句古老名言：「思考必須結束，才能開始擊球。」而在思考和擊球中間，呼吸就扮演緩衝的角色。你的身體決定先讓大腦關機，把注意力先放在呼吸上，然後再開始執行動作。

第二個同心圓代表在一場競賽中每次打擊之間的時間，這時候建議保持身心放鬆，例如很多高爾夫球選手就會嘗試各種方法來放鬆身心。這時候你也可以刻意利用呼吸來調整身心狀態。

第三個同心圓代表休息日應該要做的事，包括伸展，因為扭轉會對軀幹帶來很多壓力。

沒錯，體型很重要

如果你的體重比較重，就必須好好練習吐氣；而如果你比較輕，就會發現其實自己一直在吐氣。而讓身體中段適當擴張來做到正確的吸氣，也需要一些練習。無論如何，吐氣和吸氣會用到不同的肌群，都需要特別訓練。

如果你能依照我們的建議，使用本來就為呼吸設計的肌群來呼吸，而不是用平常習慣的輔助肌群來呼吸，你會發現自己的運動表現脫胎換骨，而你也能因此突破高原期，並真正掌控自己的神經系統。

> 黛博拉‧格拉罕博士在其著作《冠軍高爾夫球員的 8 個特徵》（*The 8 Traits of Champion Golfers: How to Develop the Mental Game of a Pro*）中寫道：「許多高爾夫球選手在面對難打的球或重要的推桿時，都會不知不覺閉氣，或是讓呼吸變淺。」

請你這樣做

先做錯（最後一次），然後就會做對。在撞球桌或高爾夫球場準備擊球的時候，可以先執行一個「很爛的」垂直呼吸，而且可以做誇張一點，讓自己細膩體會到底會發生什麼事。然後請你接著執行水平呼吸，並注意兩種呼吸法帶來的差異，而這些細微的差異，就會讓你在精準型運動中的表現天差地遠。

精準型運動的表現，取決於細微差異的一致性。

找到呼吸的「甜蜜點」

你學會拉長吸氣和吐氣的時間後，就可以開始觀察能從身體的哪個部位感受到脈搏，現在請閉上雙眼看看能否感覺到。是否感覺到耳朵內出現非常微弱的脈動聲呢？或者是否感覺到手指或嘴唇的脈動呢？胸口是否以特定的模式起伏呢？吸氣和吐氣做得越理想、時間越久，就代表心跳率會下降，而所謂的「完美時機」就會更常出現，而且每次都會更明顯。從生理學上的角度來看，表示你已經能夠感覺自己的心跳。

調整呼吸的技巧

對多數人來說，把吐氣放慢或拉長會很困難，主要有兩個原因：

1. 他們的吸氣沒有做得很好，所以氣很難吐得很長，畢竟他們已經「沒氣了」。

2. 拉長吐氣很困難，因為肌肉必須等長收縮。如果你控制不好，這些小卻重要的肌肉其實都很虛弱。

   (1) 開始水平呼吸以後，你的呼吸會更好、更有效率、更大口。沒有什麼神奇的地方，只是因為吸入的氣變多了，所以你的吐氣會變得更長。

   (2) 你的吐氣會拉長，因為吐氣的技巧會變好。你現在知道吐氣的時候要小口一點，跟垂直呼吸的純粹把氣吐掉很不一樣。

   (3) 需要證明嗎？你可以在吐氣的時候計時。只要你能夠真正做到大口吸氣、小口吐氣、呼吸時肩膀不會有起伏，就表示你的吐氣已經做得很好。

請你這樣做

接下來的大口呼吸會從你的臀部開始，你可以將手放在臀部或口袋裡來執行。動作會很細微，但你的尾骨會在呼吸的時候往後傾（骨盆前傾），並在吐氣的時候往下傾（骨盆後傾）。這時候請你注意你的身體正中心，也就是肚臍以下 2 英吋的地方。你吸氣和吐氣的時候，必須將注意力集中在這個地方（而非先前習慣的頭、臉、上胸等部位）。你也要將注意力帶到雙腳，感受雙腳與地面的連結，而這個做法其實相當符合動覺的概念，因為呼吸的部位並不會上到鎖骨附近。如果能做好以上的建議，就能讓你的心跳與血壓降低，並促進副交感神經系統的運作。

你會覺得骨盆（全身的力量來源）非常強而有力、手臂和肩膀也能夠正常運作，作為上半身的靈活鐘擺[2]。

打擊前準備

請想像你在撞球桌上的對手剛打完，現在全場的目光都在你身上。通常人都會認為，直到你站在母球後方的時候，擊球過程才開始；但其實不對，沒那麼晚。讓我們倒轉 5 秒鐘，你做的所有步驟或每一次擊球的練習，其實都要配合呼吸。一開始必須刻意配合，但現在幾乎靠著潛意識就能執行動作。動作、意圖、還有你的內部節奏都會完美配合[3]。

利用橫膈膜來執行水平呼吸的時候，你會變得更加穩定，這時候的呼吸法會讓你的重心壓低，並讓身體變得更冷靜、更柔軟；而且你的呼吸也會變得更「大口」（可能高達垂直呼吸的 6 倍），而且自然停頓的時間也會更久，所以你最後就更能清楚辨認自然停頓的時候。要讓身體穩定並得到確定的自然停頓，取決於呼吸的力學機制是否穩定。如果真的能做到，你會發現：

- 你會立刻變得更冷靜、思緒更清晰。
- 身體會變輕鬆。
- 重心會降低，平衡感更好。
- 呼吸的時候全身充滿力量。

2　將呼吸的部位維持在下半身，但只吸百分之 50 的氣，讓身體沒有機會「過度膨脹」，這時候充滿力量的就只會有下半身。

3　格雷格・斯坦伯格（Gregg Steinberg）博士是一名運動心理學家，曾在 PGATOUR.com 網站上指出，良好的打擊前準備，都應該從呼吸開始著手。

- 基本上你把全身都整合起來，讓肌肉和大腦準備好面對任何外在的挑戰。

掠食者呼吸：上修與下修

從事許多運動的時候，都必須能夠展現出力量與速度，也要能夠安靜下來節省能量。以曲棍球或擲斧為例：你會希望自己的專注力和能量都能擁有彈性。精準型運動要求你能夠隨心所欲「開機」與「關機」，也就是你必須能夠上修狀況，讓自己保持機警與專注；也要能夠下修狀況，讓自己在每次打擊中間保持冷靜（避免之前或未來的表現影響自己）。你也不會想要比賽全程都面無表情且完全冷靜，最理想的狀況是身體既能專注，也能冷靜並恢復，然後一直重複這個循環。

霹靂小組和冬季兩項運動員的任務最難執行，他們必須在緊急狀況快速移動，然後還要發揮無懈可擊的準度，而且他們平常在限定範圍的訓練時，很難將訓練效果移至實際執行任務的時候。我們常常也會借用他們的技巧，也就是停住不動並做好準備（如果你曾經躡手躡腳走進一間房間，而不是猛衝進去，應該就更能明白怎麼握）。有時候我們也必須找到自然停頓的時機，而如果你從事的運動項目剛好讓你有幾秒鐘的餘裕去找這個時機，就要好好練習。

雖然不太有人會認為賽車是精準型運動，但嚴格來說其實是。賽車選手需要兼具耐力與精準，是一個很少見的組合。他們需要克服 G 力、熱、煙霧、噪音、車子的震動、方向盤的重量，更必須忍受在不舒服的椅子上用受限的方式呼吸，而且注意力和視線都必須非常準確。在轉彎的時候，賽車選手也會不斷追逐、加速、追逐、加速。總結來說，賽車

運動本身就需要精準和耐力，而該運動的危險性也讓選手不得不全神貫注。有些運動本身就比較有危險性，因此你也必須更加專注。

我該怎麼練習？

- **吸氣並感受整個身體擴張。**這種呼吸法可以將血液帶到四肢。先看向遠方、緩慢吐氣、感受心跳變慢和重心下降。執行胸腹呼吸時必須具體做到重心壓低、高效率、環狀呼吸等特性，你應該要用數字和身體的指引來引導自己。心跳也是一樣，你應該要能估計出自己的心跳，不能差太多。
- **更加專注。**注意的事物變少的時候，呼吸也會變得更集中，兩者相輔相成。你可以練習先把視線和呼吸都擴大加深、再練習把兩者都縮小一些。先感覺透過鼻孔呼吸，讓氣體充滿身體，並讓眼睛專注在眼前的任務，同時閉上雙唇，但下巴維持放鬆。這種感覺就是最佳的專注狀態。
- **明確感受自己的身體。**下次吐氣的時候，要好好體會吸氣與吐氣之間的停頓。

計算準備的時間

不管是走去投擲斧頭，或彎身準備打撞球，你的身體都需要準備，而你也需要多呼吸一次，讓肌肉從動作中靜止下來。如果呼吸法做得不好，只有一次呼吸的時間看來就會不夠。但如果你可以把呼吸法做好，只需要一次呼吸，就足以讓你調整好身體，找到吐氣的自然停頓。

跑步的時候，橫膈膜就是協助身體從動作到靜止的肌肉。橫膈膜也

是讓很多動作停止的重點部位，你也需要透過橫膈膜來吸氣和吐氣。你要清楚知道該如何在動作改變時調整呼吸（也就是所謂的運動整合），就能讓自己從不錯的運動員變成優秀的運動員。

練習步驟

1. 快速走 5 步。
2. 開始計時。
3. 閉上眼睛，找到自然停頓。
4. 看看時間。
5. 重複 100 次。
6. 執行同樣的動作，但這次要走 10 步。
7. 進階方法：增加一些干擾因素。

為什麼會這麼困難？

如果你使用垂直呼吸，還要用很慢的節奏吐氣來找到自然停頓，是一件很痛苦的事情，不信你自己試試看。垂直呼吸的時間會比較短，所以自然停頓的時間也會比較短，有時候甚至感受不到。在很小的螢幕上找到小小的一個點，實在非常有挑戰性。所以該怎麼辦？請拉長吐氣時間，這樣你就能更常感受到這些停頓，所以就算出現幾秒的淺層呼吸，你在準備打擊的時候還是能夠找到停頓時機。

拉長吐氣時間

計算你的吐氣時間，然後做一個完整的吸氣，並保持肩膀不動，然

後按下計時器同時開始吐氣，看看你從舒服吐氣，一直到專注、不舒服、然後很不舒服分別需要多少時間，並將總時間記錄下來。

這些數字會很不一樣，也應該會很不一樣；而你對於這些數字間的差異與變化，也應該花心思留意。

隨著你的呼吸技巧越來越好，並學會控制呼吸節奏後，你就會使用正確的肌群來讓吐氣變慢，並感受到明顯的變化。

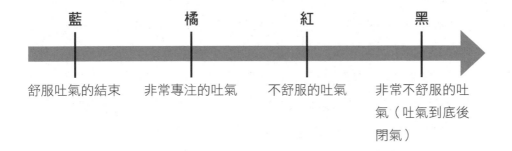

藍　　　　　　橘　　　　　　紅　　　　　　黑

舒服吐氣的結束　　非常專注的吐氣　　不舒服的吐氣　　非常不舒服的吐氣（吐氣到底後閉氣）

呼吸的故事

「我剛開始練習的時候，才剛開始改變呼吸法，當時的呼吸法做得並不好，而我知道自己必須進步才行，所以我就直接閱讀這個章節，一頭栽進練習。一開始呼吸法很不好的時候，我的藍色時間是 10 秒、橘色是 12、紅色是 16、黑色是 26。而在我改善呼吸法以後，我覺得自己能吐的氣變多了，而且所有的秒數都增加大概 10 秒。我後來就非常勤於練習，而且也會將訓練內容記錄下來，我發現自己的吐氣變得前所未有的舒服。比起以前，我更能明確指出自己全身都很穩定的時刻。」
——馬克・B（Mark B.）

「重新評估自己在評估現場狀況，以及走到打擊區域之後的打擊狀況時，我發現幾件事情：我打擊的時間提早了，而在我要打擊的時候，

也不會突然感到焦慮。每一步確實呼吸，讓我在打擊前感覺一切都在我的控制之中，也讓我很有熟悉感，因此感到非常舒服。」──摩根・F（Morgan F.）

「專注於自己的呼吸，代表我不會受到周邊聲音或腦中雜念的影響。我都會在白天練習這個技巧，在我從自己的位置走到門口的那 5 步。我會用最好的呼吸法來走那 5 步，而這個練習讓我的呼吸越來越順，運動表現也越來越好。」──麥可・B（Michael B.）

「我在射箭的表現已經進入高原期，然後我就刻意加入呼吸練習。一開始我先退一步仔細觀察自己的呼吸法，而我首先注意到的是我的呼吸並沒有一個固定模式，而是只會讓呼吸『穩定』而已。現在我會確定自己確實執行部位較低的水平呼吸，同時也會放鬆，並讓視線和下巴放鬆。現在我在就射擊位置、拿起弓、把箭架在弓上、拉弓、瞄準目標的整個過程中，每次的呼吸次數都一樣。而且我現在的站姿可以讓我獲得充分的氧氣，而且也能相當放鬆，不像以前都會在不同的張力程度之間搖擺。我把箭射出去的時候，緊跟在後的那口呼吸既廣且低。我覺得自己每個動作之間的連結比以前順暢多了。」──莉亞・J（Liah J.）

你射擊的時候在做什麼並不重要，重要的是你一直以來執行的力學機制。重點是讓呼吸能自動配合動作，而且每次射擊之間的呼吸和準備功夫都要一致，這樣就不會耗費不必要的能量。

進階練習：傾聽自己的內心

　　你正在練習的是感受心跳的能力，而你要做的並不是一直猜測或希望心跳不會干擾你，而是更積極把這種能力發揮到極致。

　　學會我們建議的呼吸法以後，可以嘗試一個進階練習，就是開始看看自己可以感受到身體哪一個部位的脈搏。現在請閉上眼睛，看看能否感覺到。是否感覺到耳朵內部幾乎聽不到的震動聲？還是在手指或嘴唇上？我們在練習的就是感受自己的心跳。你也可以改變周遭噪音的程度，以及試試是否可以在生氣或惱怒的時候也感覺到。能夠感覺到以後，看看能否準確猜到自己的心跳率，再用儀器來測量，看看自己的猜測是否準確。你可以一直調整噪音的大小或在不同的情緒下感受，反覆練習猜測。

　　還有哪兩個情況你會必須練習把吐氣拉長呢？答案是在做自由潛水的人，以及要上台講話或表演，所以必須維持吐氣直到句子講完為止的人。在兩種情況下，你也都必須要在吐氣的階段忍耐閉氣，而你的吐氣也必須有控制，讓你爭取更多時間。雖然這兩種情況都不需要做到太精準的動作，但都需要你花費同樣的心力注意把呼吸拉長。

請你這樣做

　　以下兩種訓練方法可以增進高爾夫球的表現，但很少人知道：

1. 雖然看似沒那麼直接相關，但壺鈴擺盪可以增進高爾夫球的運動表現，因為你在做壺鈴擺盪的時候會專注在呼吸，此時你會「被允許吐氣」，並聽到自己的呼吸聲（不過打高爾夫球的時候不能把聲音吼出來）。做壺鈴擺盪的時候必須配合呼吸，而即使是很輕的壺鈴，也有助於你重新學習整合呼吸與動作。

2. 硬舉，同時大聲吼出來。就算在看不到時間的情況下，你對時間還是會有很精準的掌控。你是否在每次打擊之間都會花太多時間？做健力動作的時候，你可沒有這種浪費時間的機會。你從來不會看到健力選手在槓鈴旁邊思考太久，他們都是走過去、舉起槓鈴，做完就走掉，而這種流暢的節奏，就是高爾夫球缺乏的。打高爾夫球的時候，你會給自己太多時間思考，這樣反而會干擾自己。就算你硬舉的重量還不到健力選手的程度，還是建議你去練習，並尋求健力選手的指點。簡單來說，打高爾夫球的時候要像個健力選手[4]。

> **其他需要拉長吐氣的運動**
>
> 口訣為 BET（自由潛水）
> 呼吸（B）：確保你能夠維持最大的肺活量（可以使用肺功能量計和用力呼氣肺活量來測量）。
> 拉長（E）：拉長吐氣。吐氣時用的肌肉和吸氣時很不一樣，也和快速短吐氣時很不一樣。吐氣時，參與的肌肉幾乎全程都在做等長收縮。
> 忍受（T）：忍受不舒服。體內的二氧化碳濃度會越來越高、水壓也會越來越大，練習忍受這種不舒服的感覺，至少能夠把痛苦轉變成惱人，然後就能慢慢學會放鬆。

4　盧修斯・里奇歐（Lucius Riccio）博士對於任何一名高爾夫球選手的首要建議，就是要用時速三英哩以上的速度，直接往球的方向走過去。里奇歐博士著有《高爾夫比賽節奏聖經》（*Golf's Pace of Play Bible*）一書，讓他獲得「高爾夫球場教宗」（Pope of Place）的稱號。

美麗的三角關係

執行水平呼吸的時候，肺臟、心臟，以及橫膈膜會形成一個律動節奏緊密的三角形，彼此的功能相輔相成。但是為什麼我們從來都不知道這些器官的運作，有如此緊密的連結呢？本書最重要的概念，就是你的體內的器官應該要像交響樂一般和諧運作。再往下走，你的消化器官和骨盆底也都會受到橫膈膜運作的影響。如果體內器官沒辦法以自然的方式運作，就會變得一團亂，而我們的身心健康也會受到影響。也許你曾經短暫經歷這三個器官的完美配合，可能是你用心感受到，然後覺得自己有幾秒鐘的時間完全「進入狀況」。一開始這個過程可能很不好抓或很難感受，但你要慢慢讓這種進入狀況的感覺越來越容易複製。

第十六章

呼吸恢復

更快更好的恢復技巧

Breathing For Recovery: Techniques To Come Back Faster And Stronger

　　多數人想到恢復的時候，第一個浮上心頭的是什麼？可能是在週末的時候輕鬆躺著、把腳翹起來休息；也有可能是農田休耕的季節，或是能夠陰陽調和的時候。但是對戰士們來說，所謂的恢復，指的是在活動和不活動之間、動作和靜態之間、以及用力和休息之間取得平衡。

　　以前的恢復可能是休息一天，或過上一天的「作弊日」，但現在不一樣了。最新的運動科學反覆告訴我們一件事：要長久從事任何一項運動，重點不在練出最大的體型、最快的速度，或是最強的力量，而是在於是否能夠在每次表現後得到適當的恢復，因為肌肉的成長和大腦資訊的整合，只會發生在恢復的時候。

　　最近「再生」這個詞常常拿來和恢復相提並論，但兩者概念不同。希伯來特・特力亞特（Hippolyte Triat）在巴黎的健身房被公認是全世

界第一間商業健身房，該間健身房門口上面的招牌就寫著「男人的再生」[1]（The Regeneration of Man）。馬克・維斯特根（Mark Verstegen）是 Exos 的創辦人，也是 NFL 球員球員工會運動表現負責人，他在自己的精彩著作《核心表現》（*Core Performance: The Revolutionary Workout Program to Transform Your Body and Your Life*）中，讓「再生日」成為眾所周知的概念。

努力訓練、努力恢復：動態恢復

動態恢復聽起來可能有點矛盾，但近年來有一個非常有趣的風向轉換，就是恢復已經從「單純休息」，變成你必須巧妙規劃且刻意執行的任務。很多運動員都必須隨時隨地保持最佳狀態，所以恢復時間一定要有效利用，而恢復的效果甚至也要可以測量。

動態恢復的概念在肌力與體能訓練界廣受歡迎，原因包括以下幾點：

1. 研究顯示，強度較高的運動（最大心跳率的 60% 以上）會增加體內皮質醇的濃度；而《內分泌調查期刊》（*Journal of Endocrinological Investigation*）中一份 2008 年出版的研究則指出，較低強度（最大心跳率的 40% 以下）的運動則會降低基線皮質醇濃度。也就是說，輕鬆的運動可降低體內的壓力荷爾蒙。

2. 由安娜・米卡（Anna Mika）領導的一份波蘭研究，檢視了 12

---

1 這是艾瑞克・查林（Eric Chaline）在《完美神殿：健身房的歷史》（*The Temple of Perfection: A History of the Gym*）一書中的有趣觀察。

名足球選手以及 13 名山澗獨木舟選手，發現他們如果在訓練後進行 20 分鐘的動態恢復，整體的恢復速度會變快，而且感受到的疲勞也會減少。

3. 許多研究[2]指出，動態恢復可以降低體內的乳酸濃度，因此運動員就能夠在接下來的訓練中表現更好。

> 綽號「鋼鐵女武神」的英格麗・馬爾坎（Ingrid Marcum）教練說過：「投入很多努力當然會有效，但如果目標是恢復，情況就不是這樣。有些非常認真的運動員，可能很久沒有讓自己的副交感神經系統好好運作了。成就非凡的運動員固然懂很多，而且很多成就可以靠努力和力量得到，但恢復可不行。你需要進入的恢復狀態，和你已經習慣的狀態正好相反；而如果我們真的要恢復、要再次努力訓練，就必須讓自己進入這種狀態。」[3]

在恢復的過程中加入一些心理元素

在恢復過程中加入心理元素相當必要：你是否記得自己因為無法達

2　例如《人體動力學》（Journal of Human Kinetics）期刊中的研究，出自：洛佩斯（Lopes）、費利佩（Felipe A. S.）等人的「臥推練習中主動恢復對爆發力表現的影響」（*The effect of active recovery on power performance during the bench press exercise*）。以及《運動科學與醫學雜誌》（*Journal of Sports Science & Medicine*）中的研究，出自：德雷珀（Draper）、尼克（Nick）等人「主動恢復對攀岩中乳酸濃度、心率和 RPE 的影響」（*Effects of Active Recovery on Lactate Concentration, Heart Rate and RPE in Climbing*）。

3　於 2019 年 4 月 2 日訪談。馬爾坎教練擅長多項運動，也是一名肌力與體能教練。她曾經提出呼吸的五大元素，可以參閱以下網址：http://www. ingridmarcum.com/breathing-for-performance。

到父親的預期而被責備，而你在幾十年後仍試圖證明當年父親是錯的？現在 35 歲的你，內心是否還住著一個 8 歲的自己，一直想要取悅父母親、融入團隊、或比欺負自己的人更強壯呢？這些自我設置的障礙，都會干擾你對自己的認同，甚至也會每天奪走你一點點的睡眠時間。

　　肌力與運動表現專家傑森・傅洛吉亞（Jason Ferruggia）曾說：「如果你想成為更完美的自己，就必須為自己加入一些情緒和人際間的挑戰。除了舉大重量刻苦訓練以外，你也可以討論恐懼、脆弱、以及人際關係。[4]」

恢復領域的新發展有強力的證據

　　最近流行的冷療，對於減少發炎、促進恢復、甚至延緩老化似乎都有不錯的效果，但冷療這個概念其實已經行之有年。自從人類開始接觸到冰開始，就已執行某種形式的「冷療」。你可能看過正在打鬧的西伯利亞小孩，在下雪的時候把一桶冷水直接往頭上澆；也可能在 2018 年 3 月的時候，看過挪威的泰勒馬克營（Telemark Battalion）在酷寒反應演習（Cold Response exercise）中，與美國海軍黑海輪駐部隊（Marines Black Sea Rotational Force）的表現。很多人通常都不瞭解冷療的目的：冷療其實不是要你硬著頭皮撐過低溫帶來的挑戰，而是要在過程中保持冷靜並控制心跳率。要做到這點，最重要的就是把呼吸做好。

4　於 2018 年 3 月 11 日私下聯繫。

你是否有足夠的恢復？

　　近年來穿戴科技的發展已經有長足的進步。監控心跳與活動的儀器越來越精緻，運動員和教練也都漸漸會根據儀器提供的資訊來做決定。舉例來說，美國國家女子足球隊的隊員在每次比賽與練習時，都會帶著裝有 GPS 的裝置來監控活動，這樣可以更容易追蹤球員的疲勞程度，或是球員的身體是否有失衡的狀態。球隊教練道恩・史考特（Dawn Scott）也會根據系統顯示的資料，在必要的時候替換球員，讓球員獲得更多的休息。

　　史考特在 2015 年 8 月 19 日接受紐約時報專訪的時候指出：「對我來說，恢復是整體健康中很重要的部分。有了良好的恢復，你才能準備好面對下次的練習或比賽；而如果恢復不良，下次訓練時就會很累，這樣運動表現就會受影響，甚至會受傷。」

　　對你來說，穿戴裝置帶來的改變可能會是：結束上一次的 WOD（當日訓練）後，你的 WHOOP strap 或 Oura ring 顯示你的疲勞程度相當高，因此你決定多休息一天。事實上，越來越多人仰賴這些裝置來瞭解自己的身體狀況。保羅・藍金（Paul Lamkin）曾在富比士雜誌（Forbes）中指出，到了 2020 年的時候，穿戴裝置產業的產值將高達三百四十億美金[5]。這項科技似乎想要解決任何我們想得到的健康問題，包括我昨晚是否有睡好、我的姿勢如何、我的心律變異是否正常，以及我在沉思時所釋放的腦波為何等等。

5　2016 年 2 月 17 日的報導。

> NBA 有些球隊會在例行賽中，讓先發球員休息整場比賽，以維持他們的體力。不過這個舉動也引發了爭議，而根據 NBA 官網在 2017 年 9 月 28 的消息指出，聯盟將準備對這些球隊進行罰款。

排毒

　　排除乳酸的發現，與呼吸練習特別有關[6]。你所做的水平呼吸與這些呼吸肌群的訓練動作，也有助於你同時排毒並補充氧氣。萊爾德・漢彌爾頓（Laird Hamilton）是巨浪沖浪的先驅，也是健身界的大人物，他非常相信我們可以從自然中獲得排毒與療癒的效果。漢彌爾頓說：「水帶來的壓力、以及呼吸時體內產生的動作，是最簡單、最佳的排毒與恢復方法。」[7]

> 用你與生俱來的排毒機制來排毒吧！科學告訴我們，與其使用太多五花八門的方法來排毒，不如確保我們內建的排毒機制得到最佳的利用。使用橫膈膜呼吸的時候，你的肝臟都會得到按摩的效果，此時體內精密的排毒機制就會隨著每次呼吸，清理體內的器官與淋巴結。以上資訊可能是你今年得到最寶貴的健康相關資訊。

6　艾利森・馬康娜（Alison McConnell）著有《呼吸肌訓練》（*Respiratory Muscle Training: Theory and Practice*）一書，她建議在動態恢復時要融合呼吸肌群的訓練，因為這樣能讓肌群中乳酸和其他廢物的排除更有效率。

7　2019 年 5 月的私人通訊。

把腿抬起來

　　喬・迪法蘭柯建議我們使用美軍海豹部隊馬克・迪凡推廣的「444呼吸法」。迪凡著有《無法超越的心智，海豹突擊隊之路》（*Unbeatable Mind and The Way of the SEAL*）一書，裡面提到的呼吸法是：吸氣 4拍、閉氣 4 拍、吐氣 4 拍、閉氣 4 拍（也可以都使用 5 拍），同時仰躺在地抬起雙腿，讓大腿垂直地板、小腿平行地板。迪法蘭柯說：「你會馬上感受到明顯差異，我大概執行五分鐘以後，就會感覺到脫胎換骨。」我們還有一個額外的建議，就是你必須真正透過橫膈膜來呼吸，然後你的肩膀和上半身都要保持柔軟放鬆。測量你的腹胸呼吸彈性（Abdominothoracic Respiratory Flexibility），並確保躺下來的時候要維持一樣的呼吸「位置」（下胸與腹部）。

> ### 心跳率與心率變異
>
> 包含超過 2,000 名受試者的接近 60 份研究發現，冥想式的呼吸技巧能夠提升心律變異。來自《心臟數學研究所》（HeartMath Institute）的大量資料顯示，自我調節呼吸，可以讓身體脫離壓力情緒狀態，並使心跳節奏更規律。[8] 壓力減少相當有助於恢復，而且我們在之後討論韌性的部分會談到，心率變異可能會是你能否在艱困條件下保持冷靜的關鍵。

8　2018 年 8 月 25 日刊登於 HeartMath.com。

冥想與恢復

你應該把在動態恢復的過程中加入冥想。訓練會啟動交感神經，讓身體進入較為不穩定的狀態；而動態恢復中若加入冥想，則會啟動副交感神經，讓你進入休息消化的狀態、降低心跳，同時體內的荷爾蒙狀態也會改變，讓你從警戒轉換成冷靜，並讓身體真正開始恢復。這樣會帶來以下的結果：

1. **你的心情會變好**。2017 年《認知增強期刊》（*Journal of Cognitive Enhancement*）中一份由 J. D. 魯克斯（J. D. Rooks）與同事發表的研究指出，比起單純放鬆的運動員，每天執行正念冥想 12 分鐘的運動員會感到心情更好、專注力也能維持更久。

2. **你的反應會變快**。《老人學》（*Journal of Gerontology*）期刊中一份由奈哈・歌德（Neha Gothe）執行的研究，將年紀稍長的受試者分成兩組，一組做伸展和肌力訓練，另一組則在伸展和肌力訓練之外加入呼吸練習。在 8 週的時間內，呼吸練習組在認知任務上的反應明顯較快，而且記憶力的表現也更好。

> 冥想也有相當有趣的心理成分。試想，你感到疲勞的時候，反應是否會開始改變？是否會變得更心胸狹窄？更有防衛心？更具批判性？這時候你面對更種新情境的反應會不一樣，這樣會讓你更瞭解自己是如何在面對這個世界。

3. **你的思緒會更清晰**。交感神經啟動時，身體會處在亢奮的狀態，此時你清楚感知事物的能力會下降。吉米・羅培茲曾說：「在動態環境中察覺到各種訊息的能力，是反應快速的關鍵，而我

們身處壓力時，這個能力會減退。」面對挑戰時同時保持機警與冷靜，讓你能夠在外在環境持續改變的情況下，維持處理資訊與做決定的能力。

4. **冥想與創意思考？**鹿特丹伊拉斯莫斯大學（Erasmus University）的研究詳細指出，只需要 10 至 12 分鐘的冥想，就能提升你的創意思考能力。這項研究將 120 名受試者分為三組：一組依照指示執行冥想、一組執行隨意亂想的假冥想、最後一組為控制組。隨後三組都針對無人機這個主題腦力激盪，盡量想出最多的商業策略。結果發現，三組想出的總策略數量不相上下，但冥想組的策略在各種用途上更有創意。研究團隊於 2017 年在《哈佛商業評論》（*Harvard Business Review*）上發表他們的結果：「只要一杯咖啡的時間，就能讓你想到更好的點子、做出更好的決定、並讓心情更好嗎？我們的研究顯示，事實確實如此。」[9]

> "
> 現代人壓力很大的主因之一，就是體內引擎不斷運轉，不太有機會休息冷卻一下。壓力瞬間激增之後回到冷靜狀態，比交感神經長期啟動的狀態還要好得多。RPR 的創辦人卡爾‧迪茲（Cal Dietz）指出：「我們隨時都會受到生活壓力的轟炸，而且身體不知道這些壓力刺激什麼時候會減退。在這樣的情況下，我們就不可能讓身體回到正常狀態，而神經骨骼系統也會被迫尋求長期解決方法來讓我們生存下去，結果就是安靜心跳率上升、淺層呼吸、以及各種代價。」[10]
> "

9　https://hbr.org/

10　https://www.elitefts.com/education/rpr-wake-up-your-trueperformance-potential/

正念的好處：冥想 12 分鐘為足球選手帶來巨大差異

2017 年魯克斯（J. D. Rooks）與同事在邁阿密大學（University of Miami）的研究有一個很重要的發現，就是專注控制呼吸的冥想，可以讓心情變好並提升注意力，即使是身心處在壓力的時候也一樣。該大學的心理系於季前訓練時，花了 4 週的時間研究 100 名美式足球員。季前訓練相當辛苦，每天要訓練兩次，球員不但身體相當疲勞，也非常擔心自己能否贏得先發的位置。研究員將球員分成兩組，一組學習放鬆的技巧，另一組則執行正念冥想，也就是密切注意呼吸與當下。這個介入手段的時間很短，每天只練習 12 分鐘。最後的結果發現，兩組的身心狀況都有改善，不僅壓力程度下降，心情也變好，不過兩組還是有顯著的差異。

葛雷岑·雷諾斯（Gretchen Reynolds）在紐約時報中總結這份研究，寫道：「冥想組的受試者如果經常練習，他們的心理韌性都大幅提升，而且專注力與心情的表現明顯高於其他受試者。」這個研究告訴我們：如果要讓身體有效放鬆，專注於呼吸的冥想會比單純放鬆更有效，但兩者都比「什麼都不做」還好。

要練習對身體的感知，最重要的就是注意自己的呼吸。能夠控制呼吸之後，才能夠練習其他特質，例如在面對挑戰時保持幽默，以及在戰況不利時繼續堅持下去等等。假以時日，這些練習會改變你。「我們不斷重複的行為，會決定我們是誰」，很多人以為這句話是亞里斯多德說的，但其實是威爾·杜蘭特（Will Durant）在閱讀亞里斯多德的作品後所寫的。

藍進紅出

2012 年 NBA 的東區冠軍賽是由邁阿密熱火出戰波士頓賽爾提克，在第 7 戰的時候，攝影機捕捉到一位偉大球員的心理與呼吸狀態，當時觀眾可以看到勒布朗・詹姆斯（LeBron James）在暫停的時候，坐在板凳上慢慢呼吸的畫面。

其他職業運動聯盟的成員，也會執行冥想與呼吸法。芝加哥小熊隊的教練喬・梅登（Joe Maddon）曾說：「我喜歡在早上冥想，我覺得冥想讓我能夠做好心理準備來面對一整天的挑戰。挑戰真正來臨的時候，你必須做出自己也相信的決定，而這就取決於你在做決定之前、做決定時、以及做決定以後到底做了什麼。」[11]

梅登的小熊隊在 2016 年上了報紙頭條，因為全隊都穿著「藍進紅出」（In blue, out red）的衣服，這是該隊心理表現教練達內爾・麥當勞（Darnell McDonald）給球隊的提醒，希望大家透過吸氣來放鬆，並在吐氣時釋放壓力[12]。麥當勞這樣的教練在聯盟曾經是異類，但截至 2018 年為止，MLB 裡面 30 支球隊之中的 27 隊都有聘請心理表現教練。在更陽剛的美式足球世界裡，大家花了比較久的時間才發現呼吸法和冥想的好處。

不過在西雅圖海鷹於 2013 年贏得超級盃時[13]，所有球隊彷彿受到當頭棒喝。今天舊金山 49 人、印地安納波里斯小馬、以及亞特蘭大獵鷹

11 馬修・皮斯理（Matthew Peaslee）於 2016 年 11 月 3 日的《先驅之星》（*The Herald Star*）中引用這段話。
12 2016 年 2 月 21 日於〈今日美國〉的報導。
13 2013 年 8 月 21 日於 ESPN 雜誌的報導。

都在訓練時加入正念的技巧[14]。許多球員也都在執行專注呼吸與冥想練習，效果都非常好。傑夫‧萊特（Jeff Leiter）博士也在訓練曲棍球選手時加入呼吸練習，他強調：「打曲棍球的時候，你在場上必須拿出非常高的能量；休息的時候則通常要身體前傾坐在板凳上。你要盡量不被先前的射門影響，隨時都要為下次的射門機會準備好。」[15]

冥想是看清楚曲球的關鍵嗎？

你應該有聽過，冥想能讓你看得更清楚。加州大學戴維斯分校的凱薩琳‧麥克琳（Katherine MacLean）的研究團隊曾針對這個說法做過實驗。該研究團隊招募了 60 名受試者，年齡介於 20 歲至 71 歲之間。受試者在接受實驗前都必須答應以下條件：實驗前三個月都不能吸菸或使用娛樂性用藥，而且在實驗進行的三個月之中，也必須避免服用藥物或攝取酒精。

在實驗的三個月中，受試者都住在科羅拉多州科林斯堡西北部的山上，在那邊上課並練習冥想或獨處，每天的時間多達 5 小時。研究結束後的檢測顯示，受試者確實能夠把身邊的事物看得更清楚。實驗者的說法是這些受試者的「視覺分辨的能力明顯提升」，並補充研究結果「顯示心理訓練或更關注視覺以外的感官（例如呼吸和內心的感覺），能夠增進任務相關刺激的視覺感知能力。」簡單來說，只要你能學會觀察自己的呼吸，就會更擅長觀察你周遭的世界。

14 2017 年 8 月 15 日於〈The Ringer〉的報導。
15 於 2018 年 5 月 12 日私下聯繫。

透過冥想來增加灰質

　　哈佛大學神經科學家莎拉・拉札爾發現了一件有趣的事情：在一項研究長期有冥想習慣受試者的實驗中，她發現 52 歲受試者前額葉皮質中的灰質（大腦中負責決策與記憶的部位），比一般 25 歲的人還要多。這是一個很重大的發現，因為灰質通常會隨著老化漸漸減少。不過當然，這些 52 歲受試者的灰質可能一開始就比較多，所以拉札爾就執行了另一個實驗。這次她招募了一群 35 歲的受試者，並把他們分成兩組。一組是控制組，另一組則要進行 8 週的正念減壓訓練，內容包括呼吸意識訓練。

　　實驗結束以後，研究團隊發現兩組間有顯著差異：冥想組受試者的大腦中，有四個重要的部位明顯變厚，分別是負責學習、記憶、認知與情緒的四個部位。有趣的是，他們杏仁核竟然也變小了，整體感受到的壓力也比以前少。這些結果似乎可以帶來一個結論，就是冥想和呼吸意識對於心理的好處，就像肌力訓練對身體的好處一樣。拉札爾在接受華盛頓郵報訪問時表示：「正念就和運動一樣，其實是一種心理運動。」

　　擁有隨意上修與下修的能力（確保中樞神經系統處在最佳狀態），是現代訓練中最重要卻最被忽略的因素，根本可以說是萬靈丹。

利用冥想來淨化心靈

　　冥想有助於你排除心理的毒素，因為你將能夠釋放體內的壓力，而你自己可能都不知道這些壓力的存在。冥想時你可能會發抖、大笑、流

淚，這些都沒有對或錯，只不過是身體在排除壓力的過程而已，而其實我們也討論過，野生動物也會用類似的方法來排除壓力。

你可能也會發現，冥想會讓你的精神進入另一個層次。這是一個令人相當舒服的時刻，你可以感受到「心流」，或是覺得能夠「聽到」自己的直覺。這種感覺很神聖也很奇妙，但只要透過練習，你就會慢慢學會。而在練習的時候，請仔細「觀察」就好，不要想太多。

我把這個練習稱為「不會冥想的人的冥想」。為什麼呢？經過呼吸練習以後，你會發現大腦更容易跟著身體感覺走，也會變冷靜，這時候讓身體冷靜下來絕對比較有效，因為大腦就是希望身體冷靜。在這樣的情況下，你當然能夠執行更深層或各種不同形式的冥想。

最後，雖然你不需要刻意做什麼才能得到這些好處，但你透過橫膈膜用力呼吸的時候，身體的動作就有助於幫助身體排毒。其實這一點也不神奇，因為橫膈膜動作排除淋巴結等廢物的速度，本來就比任何飲食或其他排毒法更快，而且也背後的機制也簡單到不行，而多數人偏偏不知道自己身體內建的排毒機制竟然這麼有效。對了，做完冥想和呼吸練習後，千萬別忘了多喝水。

效果是什麼呢？

耐力與呼吸的研究顯示，在專項運動訓練以外，額外訓練呼吸肌群，可以讓呼吸肌群疲勞（超負荷）並變得更強壯。這時候呼吸肌群所經歷的疲勞會和訓練「外部肌肉」時一樣，但經歷的燃燒或重量感會少很多。用稍微誇張的方式讓身體（臀部）的活動配合呼吸，有助於你重新學習讓動作與呼吸整合，也能讓你在疲勞的時候維持該有的動作節

奏。這種訓練方法可以讓你在疲勞的時候繼續往前進，讓你在專項運動中的恢復能力更強，而且讓體能變得更好。

不斷訓練呼吸肌群會帶來很多好處。簡單來說，比賽時大力呼吸並沒有表面上那麼不舒服，帶來的壓力也不會有想像中的大。

練習

第一部分

1. 整個第一部分都用嘴巴呼吸。仰躺在地上，頭的下方不要放任何東西。一隻手放在肚臍上，另一隻手放在胸口鎖骨旁邊。在這部分的練習中，請透過嘴巴呼吸，吸氣時記得要讓肚子膨脹。這時候只需要做到簡單的腹式呼吸，或是只要能夠感到肋骨下方和側邊有移動就好。吸飽氣以後，再吸氣一次，並把肩膀往地上的方向推，感覺好像要將鎖骨旁邊的胸口打開。這時候再「小口吸」一口氣（就好像把容器裝到最滿一樣）。請確認臀部維持不動：使用腹式吸氣的時候，下背部與地面之間的空間會變多，而吐氣時這個空間則會變少（背部會更平貼地板）。

2. 找到適合你的節奏，堅持下去。隨著一次一次的練習，你應該能夠越來越找到或「進入」這個節奏。

3. 不管發生什麼事，都要鼓勵自己冷靜且堅定地持續呼吸。任何怪異或不舒服的感覺，都會隨著每次練習減少，而練習帶來的好處是無價的。當然，你在練習的過程中也會撞牆。有人會在

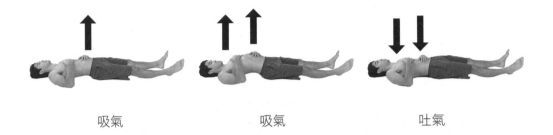

吸氣　　　　　　　　吸氣　　　　　　　　吐氣

二十次呼吸後撞牆，有人則更晚一些[16]。剛開始練習積極冥想的時候，你會遇到的撞牆情況，其實就和訓練時一樣：你會一直想找藉口逃避練習。這時候請堅持下去，感到有點猶豫很正常，但要鼓勵自己持續下去，並告訴自己做得很棒。你一定要相信，總有一天自己會昇華到「另一個層次」。

疑難排解：請小心，呼吸時不要讓橫膈膜以上的部位主導。我們有時候不小心就會做成胸式呼吸，因為胸式呼吸做起來比較容易。記得要把呼吸的部位壓低。

第二部分

現在請你開始大口溫柔地吸氣、再大口溫柔地吐氣。每次吸氣時都讓你自己的身體漂浮高一點，每次吐氣都讓自己往下沉一點。過程中要持續檢視自己的身心，確保沒有多餘的張力。你可能會發現自己某個部位一直處在高張力狀態，但你已經習慣了，所以一直沒發現。另外，這時候也不要想太多，只要專注於身體的感覺就好。這裡所謂「專注」的

16　想要來點挑戰嗎？ UFC 冠軍傑克・艾倫伯格（Jake Ellenberger）曾經練習這個高強度的兩段式呼吸長達半小時。

用鼻子呼吸　　嘴唇、臉部、背部，　注意你的臉頰、耳
　　　　　　　以及嘴巴內部都要放　朵、脖子，在每次吐　放鬆雙腳和雙腿。
　　　　　　　鬆，並讓舌頭用力。　氣時都要放鬆它們。

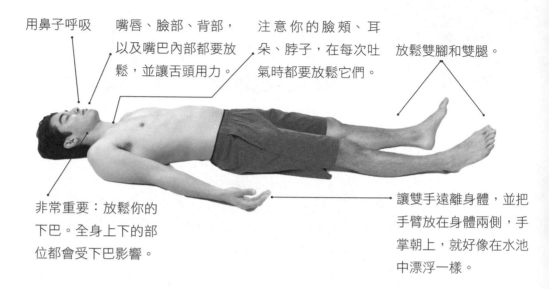

非常重要：放鬆你的　　　　　　　　　　　　讓雙手遠離身體，並把
下巴。全身上下的部　　　　　　　　　　　　手臂放在身體兩側，手
位都會受下巴影響。　　　　　　　　　　　　掌朝上，就好像在水池
　　　　　　　　　　　　　　　　　　　　　中漂浮一樣。

意思，就是觀察自己的身體呼吸，就好像在觀察其他人一樣。你可以記
住當下的感覺，但不要為背後的機制想太多。

呼吸重點

1. 開始呼吸的時候，不要壓縮身體中段的空間。請持續把肚子脹
　 起來。
2. 確保吸氣和吐氣的時間要一樣，吸氣兩拍、吐氣兩拍。
3. 我們要避免過度換氣。雖然呼吸要用力，但吸氣和吐氣都要有
　 控制。
4. 呼吸的聲音，應該有助於你維持穩定的呼吸節奏，而你只要找
　 到一個可以自然做到的節奏就好。
5. 執行第一階段時，全程用嘴巴呼吸。呼吸的聲音和進出身體的
　 空氣量非常重要。

6. 應該要做兩次不一樣的吸氣，第二次吸氣會比較小口，而不是一口氣把氣吸滿。吸氣時肩膀應該稍微往下對抗地板。

> 把語言都先放下吧。我們多數人都把太多心力放在頭和眼睛（都在往「前」看或是向「前」進），也就是我們都只專注於視覺訊息，並用肩膀呼吸。所謂「降低呼吸部位」的意思是把大腦「關機」。處在冥想的這種冷靜（甚至有點像發呆）狀態時，先把所有語言都「放下」，多關注自己的思想或感受，但不要太急著用文字解釋或賦予意義，這個技巧需要練習，

常見問題

Q：如果我在吸氣時背部會離地，是否表示我的「大口」呼吸就沒那麼大口了呢？

A：臀部和下背部離開地面的動作，有助於改善呼吸的節奏，因為可以把肩膀活動的傾向改成身體中段的擴張。全身都有動作，就代表全身都有參與呼吸練習，能夠產生具有療效的「抖動」成分。可以參考布拉德福德・基尼（Bradford Keeney）的《搖晃藥物》（*Shaking Medicine*）一書。全身動作也讓腰大肌能夠參與整個過程，而這是一個很重要的指標，判斷你是否正在用正確的方法來大口呼吸。

為什麼呼吸法的感覺會這麼好？

許多人在繃緊核心的時候，都會咬緊牙關試圖做好表情控管。你可以自我檢視，也許你會發現你在一些很細微的地方也會這樣，而且頻率

比想像中更高。如同我之前提過，動物基本上都能夠大力甩開或直接吼出來，不會管其他動物的看法。但是對人類而言，這種不舒服感會慢慢累積，然後我們就會扭曲、抗拒、並尋求改善的管道。

有趣的是，我們也可以為自己安排「甩開」。如果你累積了足夠的煩惱、憤怒、或悲傷，可能就會覺得這是一種「發洩」。發洩的感覺如何呢？可能會是令人非常滿意的嘆氣，甚至是持續好幾分鐘的長嚎或哭泣，把多年累積的負能量都爆發出來，也可能是毫無來由的傻笑。不管用什麼形式發洩，千萬不要抑制或停下來。請思考一下，這些發洩的情況為什麼會發生？有人把這些發洩稱為「啟動」或「淨化式發洩」，以下是幾個可能的原因：

1. 如果你在站姿時從來沒有做過啟動副交感神經的腹式或水平呼吸，只要來到俯臥的姿勢，你一定能夠做到。大多數人在俯臥時都能用最符合人體結構的方式來呼吸（因為不需要刻意把氣吸入肚子，也不需要繃緊核心）。

2. 這時候你眼睛能看的目標有限，所以就更容易專注在自己的身心，不需要處理太多視覺資訊（在經典精神分析療法中，俯臥的姿勢能讓你進入相對不受限制的中立狀態，你會更能專注在自己的想法）。

3. 在俯臥的姿勢中，由於重力的關係，你的吐氣會變得更容易，因此吸氣也可以做得更好。

4. 你的核心不必刻意繃緊，不需要讓呼吸肌群太用力就能來到這個姿勢，所以呼吸肌群可以用來呼吸。

5. 你可以什麼都不做（除了可能會被罵懶惰），代表你可以暫停一下，專注於當下。

6. 此時你無法做太多事情，包括滑手機。

7. 你可以放心執行腹式呼吸，不需要擔心別人的眼光。不管你的體型如何，俯臥時總是比較容易放下警戒，不需要刻意縮小腹。

8. 品質夠好的呼吸會促進較多的腦內啡分泌，讓體內皮質醇的濃度降低。

9. 腹式呼吸可以為身體帶來非常好的按摩效果，尤其是針對消化系統，而消化系統中含有人體內第二大的血清素受器。

10. 啟動身體中段的肌肉，就能為身體帶來排毒效果，將淋巴結和其他廢物排出體外。

> 「好的呼吸法會對人生帶來很大的改變，包括能夠減輕壓力、控制或消除疾病症狀、改善睡眠、甚至也會讓你在工作和家庭中變成更好的人。我深深相信，呼吸是解鎖人體自癒能力並達到最佳表現的關鍵。呼吸法的好處真的族繁不及備載，除了可以改變我們的身體，也讓自己變成更好相處的人。」
> ——譚雅·賓利（Tanya Bentley）博士，健康與人體表現基金會（Health & Human Performance Foundation）的共同創辦人兼執行長。

> 美國陸軍特種部隊上校史考特·曼恩[17] 就是電影《綠色貝雷帽的輓歌》（*Last Out：Elegy of a Green Beret*）裡面的丹尼·派頓（Danny Patton）。他將自己扣人心弦的故事改編成電影，而在演戲的時候，他必須很快從憤怒的狀態轉變成溫柔的狀態。「英雄之旅」（*The Heroes Journey*）是史考特的非營利組織，由史考特與妻子曼媞·曼恩（Monty Mann）創立。該組織致力於幫助美國軍人發聲，透過免費的書籍、工作坊、以及實際訓練，讓社會大眾知道他們的故事。

17 http://www.theheroesjourney.org

記錄練習狀況

　　將練習前後的狀況記錄下來非常重要，因為這樣你才能記得當下的感覺和想法。如果你感受到很強的情緒、想法、或焦慮，請不要過於一意孤行，因為你面對越來越困難的事情時，最本能的反應就是堅持與控制。這是一個身心的練習，因為雖然我要你進入對的節奏並推自己一把，你同時也必須學習適當地放手。意識到這些想法和感覺，會讓你更明白它們的意義，你可以在心裡把這些意義記下來，但不要急於判斷或執著於控制。有時候你越來越接近不舒服地感覺或想法時，焦慮的感受會越來越明顯，這時候請不要逃避，而是請你接近並傾聽，看看是否能夠將這種感覺轉化為助力，而冥想會讓你更容易做到這點。也許你有時間的時候，可以反覆咀嚼這段文字。

　　即使只有 10 分鐘的動態恢復呼吸冥想，也可以降低血壓並改善心情。每天不管發生什麼事，都應該找出時間，用正確的呼吸法執行動態冥想。

如何將呼吸冥想作為療癒心靈的方法

1. 身旁放一本筆記本，把發生的事情寫下來。但是記得不要評論，只要意識到這個想法或回憶有某些意義就好。總有一天「各個點都會連結起來」，但現在就只要接受這些事情或想法就好，畢竟你現在可能還看不出它們的意義。就算忘記了也沒關係，如果真的是重要的事情或想法，以後一定還會再出現。

2. 進行呼吸過程中比較放鬆的第二部分時，請不要刻意尋找答案或過度思考。請讓你的感覺「開放」一點，就好像在向他人尋

求建議時一樣。正如我之前提過,把所有語言都放下其實比想像中更難,因為我們的大腦隨時都在把訊息和經驗做分類與連結。如果要真正放鬆大腦與執行冥想,就必須練習「專注於當下的感受」。

3. 請在心裡想著一個目標,並讓這個目標(可能是度過難關,或不再執著於過去的事情等等)隨風而去。想著這類目標的時候,心中一定會有一些「可是」或「如果…怎麼辦」之類的想法,請你去感受這些想法,並看看你在日常生活中如何破解這些想法。

4. 傾聽並順從你的直覺。你是否有曾經想做但沒做的事情呢?

5. 試著跳脫自己有限的框架,從更宏觀的角度來看待事情。

6. 最後可以跟自己說些啟發人心的話,例如「一切都會過去的」、「聽天由命吧」等,並對自己溫柔一點。

7. 妥善使用呼吸冥想,意思是要利用辛苦訓練的壓力或令人疲累的一天,來訓練自己面對挑戰。

第十七章

雙耳之間

掌握內心遊戲的呼吸技巧

Between Your Ears:
Breathing Techniques
To Master Your Inner Game

雙耳之間有什麼？

　　雙耳之間有什麼？心理健康、壓力反應、喚醒控制、內心比賽等一切都在雙耳之間，當然也包括你是否具備足夠的韌性，以及對受傷的反應等等。甚至是把練習的結果轉換到賽場上的能力也在雙耳之間。我們將在接下來幾頁逐一討論。

　　麥可・菲爾普斯（Michael Phelps）是史上獲得最多奧運獎牌的選手，現在也相當積極提倡心理健康。他在接受《每日健康》（*Everyday Health*）訪問時曾表示：「有時候我會很糾結自己到底是誰，因為對很多人來說，他們只看到我身為游泳選手的一面。而其實這就是我發揮獅子式呼吸法的時候。」

　　菲爾普斯曾經兩度在受藥物影響的情況下駕駛，之後萌生了自殺的念頭。而其實呼吸法練習並不足以改善他的心理狀態，卻能夠讓他暫時停下來思考，並找出自我照顧的計畫[1]。

每一種呼吸狀態都代表一種情緒狀態

　　一直有研究指出，特定的呼吸形式與特定的情緒狀態有關。舉例來說，焦慮和呼吸頻率之間呈現正相關，也就是比較焦慮的人，通常都會透過上胸做出比較快速的呼吸[2]。

　　實在有太多研究指出呼吸會影響心理狀態，雖然還需要更多研究才能進一步確定。呼吸具有雙向性，意思就是呼吸會影響一個人的心理狀態，而心理狀態也會反過來影響呼吸。我之所以會從心理學家轉換跑道成為一名呼吸教練，就是因為發現在一些很有名科學家的研究內容中，都顯示精神失調和呼吸型態的關聯密不可分[3]。而我有的是智商測驗和兒童心理學方面的專業，再加上一些呼吸的指引，讓我更能幫助身邊的人改變，因此現在才有這本書。

1　出自凱特·羅賓森（Katie Robinson）於 2019 年 3 月在《每日健康》（*Everyday Health*）所寫的文章「邁克·菲爾普斯最喜歡的減壓技巧非常簡單，任何人都可以做到」〈Michael Phelps's Favorite De-stress Technique Is So Simple, Anyone Can Do It〉。

2　Homma、Ikuo 和 Masaoka、Yuri。「呼吸節奏和情緒」《實驗生理學》（*Experimental Physiology*）。

3　例如《呼吸的生理學與心理學》（*The Psychology and Physiology of Breathing: In Behavioral Medicine Clinical Psychology and Psychiatry*）一書的作者羅伯特·弗里德（Robert Fried）就和一位世界知名、而且我非常喜歡的心理治療師阿爾伯特·艾利斯（Albert Ellis）合作過。艾利斯是理性行為治療法的代表，眾所周知他理性的程度到了頑固、任性的地步。

壓力的生物力學

　　情緒健康和呼吸品質的關係很明顯，卻也很複雜，因為我們必須在肺部健康、呼吸品質和位置如何影響神經系統之間，做出明顯的區隔。另外一個問題，就是討論呼吸機制以及呼吸科學與情緒之間的關係時，大家使用的語言常常變得晦澀難懂。

　　不過以下這件事情就沒有爭議了：壓力很大、憂鬱、以及焦慮的人，他們的呼吸機制和形式通常都很糟糕。現在的問題是，到底是壓力影響了呼吸？還是呼吸影響了壓力？答案非常難確定，但其實也沒那麼重要；重要的是如果你能戒除淺層且不穩定的垂直呼吸，就會得到一連串的好處，包括壓力和焦慮會大幅降低。

　　然而諷刺且驚人的是，我們常認為運動員（競技運動員或戰術運動員）的身心都相當堅韌，但他們其實比一般大眾更容易受到情緒失調的影響。許多運動員都曾經公開討論自己的心理問題，例如 MLB 明星艾力士・羅德里奎茲（Alex Rodriguez）、巨石強森（Dwayne "The Rock" Johnson）、小威廉斯（Serena Williams）、曾四度協助球隊獲得超級杯冠軍的泰瑞・布萊德蕭（Terry Bradshaw）、MMA 冠軍喬治・聖皮耶（Georges St.-Pierre）和龍達・魯西（Ronda Rousey）、拳擊手奧斯卡・德拉・霍亞（Oscar De La Hoya）、NFL 全明星布蘭登・馬歇爾（Brandon Marshall）、阿隆佐・斯貝爾曼（Alonzo Spellman）、瑞奇・威廉斯（Ricky Williams）、奧運游泳金牌阿曼達・比爾德（Amanda Beard）、奧運跳水選手溫蒂・威廉斯（Wendy Williams）、前底特律活塞隊球員布萊恩・威廉斯（Brian Williams）、奧運游泳金牌伊恩・克勞可（Ian Crocker）、前明尼蘇達灰狼隊後衛肯達爾・吉爾（Kendall Gill）、以及奧運跳水金牌格雷格・洛加尼斯（Greg Louganis）等等。

> 泰瑞・布萊德蕭曾經是 NFL 的四分衛，後來擔任體育主播。我曾經在 2016 年訪問過他，他跟我透露：「我只知道，跑就對了。感覺很差的時候，我只知道我應該穿上鞋子然後跑起來，根本不用思考。跑步帶來的腦內啡會讓我感覺更好……我從來沒有遇過任何問題，是跑個幾英哩無法解決的。」

　　運動員的生理特質並不會讓他們比一般人更容易有心理問題，他們的生活狀況才是心理問題的幕後黑手。舉例來說，運動員可能在退休或嚴重受傷後，因為無法繼續參賽而迷失自我。自殺身亡的運動員中，有超過一半都是在接近 30 歲或 50 歲時選擇自殺，其中也有百分之十五是在職業聯盟生涯結束後的兩年內自殺[4]。呼吸失調可能會為運動員在上場前帶來更多焦慮，而其實對很多運動員來說，最害怕的就是無法呼吸的狀況。如果要討論這個問題，通常都要從運動表現的壓力切入。

　　約翰・薩爾諾（John Sarno）著有《身心處方》（*The Mindbody Prescription*）一書，後來他的病人，同時也是廣播節目主持人霍華德・斯特恩（Howard Stern）讓這本書聲名大噪。該書提到在處理身心問題的時候，要將呼吸融入在療法裡面。許多熱心的呼吸教練，包括精神科醫師史丹・格羅夫（Stan Grof）和心理學家吉姆・莫寧斯塔（Jim Morningstar）等人，都非常樂意分享如何以呼吸來治癒創傷（無論是因

4　洛倫・柯爾曼（Loren Colemn）是南緬因州大（University of Southern Maine）人類服務發展中心的研究員，也著有《成群自殺》（*Suicide Clusters*）一書。柯爾曼在 1987 年一份意義重大的研究中發現，從 20 世紀初開始到研究截稿的時間為止，一共有 77 位 MLB 選手結束了自己的性命。

為天災或是戰爭）[5]。

　　現在有越來越多的研究和文章，都在探討呼吸練習和冥想減緩憂鬱和焦慮症狀的效果（這裡也要同時澄清，我的意思絕對不是臨床憂鬱或焦慮病症，只要用呼吸或冥想治療就好）。位於舊金山的研究機構「休伯曼研究所」（The Huberman Institute）在恐懼的機制與生物特性方面的研究，已經有了長足的進展，而其中一個非常火紅的題目，就是創傷性腦部傷害、以及戰爭和戰爭後轉換階段帶來的壓力。

　　焦慮、憂鬱、和創傷後壓力症候群都屬於所謂「卡住」的心理狀態，也就是任何人都可能處在過度活躍或低度活躍的狀態，或兩個極端中的任何一點，讓他們無法對生命中的事情做出正常反應。研究指出，有兩種神經傳遞質會影響心理的活躍程度：γ-胺基丁酸（GABA）以及麩胺酸。麩胺酸屬於興奮性化合物，而GABA則屬於抑制性。這兩種化學物質在體內的濃度，是由自主神經系統來調控，而所謂的自主神經系統，是一個像是蜥蜴腦的神經網絡，遍布全身，負責與大腦溝通。

　　這個網絡包括迷走神經，是兩條相互搭配的神經，從大腦順著身體的兩側往下延伸。憂鬱的人通常體內GABA的濃度較低，但迷走神經受到刺激時，就會釋放出GABA。最近的研究也指出，控制呼吸或瑜伽等活動都能刺激迷走神經，帶來非常多重的影響。幾份隨機抽樣的控制實驗[6]也發現，有焦慮、憂鬱、上癮等症狀的人，在執行12週的呼吸練習或瑜伽以後，大腦中GABA的濃度就會回歸正常、憂鬱的症狀也會

5　創傷的最新療法之一稱為加速解決療法（Accelerated Resolution Therapy，簡稱 ART）。ART的首席訓練官是在佛羅里達坦帕的迪亞哥‧赫南德茲（Diego Hernandez）博士，他發現ART特別有助於解決退役軍人、緩和醫護病人、以及機車車禍傷者的創傷後壓力症候群。

6　基本上這就是研究方法的黃金準則。

減輕而且寧靜、活力和體力等指標上的表現也都有進步[7]。

> **高壓氧治療（HBOT）有用嗎？**
>
> 史考特・施爾（Scott Sherr）醫師是整合高壓醫療機構（Integrative Hyperbaric Medicine）和高壓醫學治療機構（Hyperbaric Medical Solutions）的負責人。他指出，HBOT 是降低發炎最有效的方法之一。施爾醫師發現，HBOT 可以有效降低發炎反應、加速傷口癒合、並促進身心表現。

請你這樣做

獅子式呼吸法。先吸一口滿滿的腹胸呼吸，然後用力吐氣，用喉嚨深處的部位發出長長的哈一聲（如果真的要進入狀況，也可以吼出來），這樣會讓你立刻感到舒緩，因為舌頭和頸部都能獲得伸展。而我們在日常生活中會一直講話，脖子也常常處在不自然的姿勢，這樣的伸展有助於減輕身體的張力。

內心比賽

艾瑞克・湯瑪斯（Eric Thomas）是一位嘻哈牧師、作家、勵志演講人[8]。他曾經說過：「你想成功跟想呼吸的程度一樣時，就一定會成

7　史催特等人（Streeter, et al.）。「瑜伽對丘腦 γ- 胺基丁酸、情緒、憂鬱症的影響」（Effects of Yoga on Thalamic Gamma-Aminobutyric Acid, Mood and Depression: Analysis of Two Randomized Controlled Trials.），神經精神醫學（*Neuropsychiatry*）。http://www.jneuropsychiatry.org/peer-review/effects-of-yoga-on-thalamic-gammaaminobutyric-acid-mood-and-depression-analysis-of-two- randomized-controlled-trials-12856.html.

8　你可以參考他專輯 Dr. Thomas，也許可以得到更多啟發。

功。」我常常參考她的這句話，並改為：「你想呼吸跟想成功的程度一樣時，就一定會成功。」討論內心比賽時，幾乎不可能不討論呼吸。但現在你已經掌握了呼吸法，我們就可以開始討論內心比賽。

　　首先，你會如何定義自己的內心賽呢？是在周圍很嘈雜的情況下維持平衡與專注嗎？或是忽略先前的表現並保持樂觀嗎？這些經典方法在運動場上都已行之有年，其實在人生中也同樣適用。現在讓我跟你分享一些資訊，讓你可以設計出自己的內心比賽。

到底什麼是內心比賽？

1. 閉嘴與傾聽的反應：曾四度獲得 CrossFit 冠軍的小里奇・弗羅寧 [9]，在他所著的《獲勝需要什麼》（*What It Takes to Win*）一書中指出：「訓練時你要傾聽自己的身體，比賽時則要叫身體閉嘴。」要讓自己的內心比賽更進步，就必須在這兩個面向都下功夫，也就是要搞清楚狀況，在快受傷的時候收手，並在鬆懈下來時加把勁。

2. 下一次心態的方法：你是否有能力在上次表現不好或輸掉的狀況下持續勇往直前，而不會讓負面的自我對話影響下一次表現？下一次心態這個詞是 K 教練（Mike Krzyzewski）創造出來的，他在發人深省的 YouTube 影片「下一場比賽的概念」（*The Concept of "Next Play"*）上有解釋這個概念，並回憶他經過一些事件後，就慢慢「理解不管剛才發生什麼事，我都必須很擅長把接下來的事情做好。」

3. 不怕受傷的態度：受傷後還能重返賽場，並維持受傷前的自信

9　https://www.boxrox.com/best-rich-froning-quotes/

心。密蘇里大學（University of Missouri）校友會刊物 MIZZOU 中，有一篇文章是該校運動員專屬醫師艾倫·格雷（Aaron Gray）所寫，裡面提到害怕受傷，會讓運動員在傷後無法完全恢復。良好的內心比賽應該避免這個狀況。菁英障礙賽選手阿梅莉亞·布恩（Amelia Boone）曾經在股骨骨折痊癒後回到賽場，當時她說了一句非常漂亮的話來總結這個態度：「我絕對不會逃離恐懼，而是會奔向恐懼。」[10]

　　除了以上幾點之外，內心比賽還包括自信、不必太費力就能專注於眼前任務，同時不去顧忌之前發生的事或以後會發生的事。擅長內心比賽的人，不會讓過去的傷害限制自己、不會讓喪氣的想法出現在大腦中、不會在局勢艱難時自我懷疑。你應該持續努力，加強自己的內心比賽。

> 瑞克森·格雷西（Rickson Gracie）擁有巴西柔術九段紅帶，是目前世界上段位最高的巴西柔術家。東尼·帕先斯基（Tony Pacenski）是《無形力量的故事》〈A Story of Invisible Power〉一書的作者，他曾經引用過格雷西的一段話：「有時候在規劃行程的時候，我會進到一個非常特殊的冥想狀態。這個狀態很棒，因為我可以思考，也能完全專注於當下。只要你可以控制呼吸，就能真正控制自己的身心，也能夠真正瞭解自己的恐懼與情緒壓力。」

10 菈菈·麥格雷珊（Lara McGlashan）在自己所寫的書中，引用了全世界最強泥漿跑冠軍的名言。

管理喚醒程度：「腎上腺素飆升」是什麼？如何不被影響？

　　腎上腺素飆升目前並沒有正式的醫療診斷標準，但軍警消人員和MMA 選手對這種經驗再熟悉不過。進到戰鬥狀態時你會異常亢奮，這時候聽覺通常是最先失去的感官（這種情況稱為聽覺排斥）。有些人在這種時候什麼都聽不到，甚至連自己開槍的聲音都聽不到；有些人則會聽錯聲音。因此，很多消防單位都會教導消防員在壓力下保持冷靜，以防他們聽錯指令。這種情況下有人也會喪失周邊視覺，這樣就無法注意到來自四面八方的危險。

　　年輕的 MMA 選手在腎上腺素飆升的時候，往往會採取火力全開的策略，但很快就會氣力放盡。遇到腎上腺素飆升時，深層呼吸才是正解。如果能夠專注於呼吸，你就能避免恐慌和壓力荷爾蒙，並看清楚局勢且做出正確決定。

> "
> 「現實生活中，軍警消面臨的風險、腎上腺素、以及韌性都和格鬥運動很不一樣。你必須拆解呼吸和恐懼的所有元素，因為一旦退縮你就完了。你必須把恐懼的生理和心理層面都考量進去，而呼吸就是這兩個面向的關鍵，我們都需要好好練習。[11]」——布勞爾戰術系統（Blauer Tactical Systems）的創辦人，東尼‧布勞爾（Tony Blauer）。
> "

11 於 2019 年 4 月 28 日訪談。

較高的心率變異，如何讓你在情況緊急時保持冷靜

德國萊比錫的馬克斯・普朗克人類認知與腦科學研究所（Max Planck Institute for Human Cognitive and Brain Sciences）研究員莉亞・希爾德布蘭德（Lea Hildebrandt）所領導的研究團隊，試圖找出心率變異和人們在感到威脅下的反應之間的關係。測量 300 名以上受試者的基線心率變異之後，科學家讓受試者戴上虛擬實境裝置，讓他們進到一個非常可怕的虛擬實境，叫做 101 號房（Room 101）。

這個房間看起來就像從石器時代女王（Queens of the Stone Age video）的影片中出來的一樣，非常灰暗、而且充滿蜘蛛，但是受試者一開始並不知道。他們一開始看到的環境好像都沒什麼危險（只有燈光比較暗一些而已），裡面有一大堆木箱，而實驗者會要他們去找出散落的小罐子。從這時候開始，情況就變得越來越詭異。突然出現槍聲、木箱接連爆炸，又竄出一大堆蜘蛛，最後連門都倒了下來。

受試者身上的穿戴式感應器，在每一次威脅產生的時候都會測量受試者的喚醒程度。結果有什麼發現呢？不管心率變異高或低，受試者對於槍聲或警報聲等一開始的威脅都會做出反應，但心率變異較高的人，心跳很快就回到基線。換句話說，他們很快就能辨認威脅、冷靜下來、做出決定；但心率變異較低的人會維持在高度警戒狀態，較為躁動不安。結論就是，在面對壓力或緊急狀況時，較高的心率變異可以讓你維持冷靜、做出更好的決定；而緩慢且有控制的呼吸，已經證實能夠提升心率變異。

"
洛杉磯 Dynamix MMA 的柔術黑帶「教授」亨利‧艾金斯（Rickson Henry）曾邀請我去教他們呼吸法。當天有一位活動度堪比十歲體操選手、留著一頭黑白相間頭髮的壯漢坐在最前面，他全場都維持老鷹一般的專注力。整堂三小時的課中，他幾乎連眼睛都沒有眨一下。當天喜劇演員喬伊‧迪亞茲（Joey Diaz）也有出席，他是一位心地善良又極富幽默感的人，同時也有柔術藍帶。亨利和喬伊都非常推崇我的呼吸法。
"

裝死

　　這種僵住不動的反應也稱為「緊張性麻痹」，用白話文來說就是「全身緊繃，感覺自己動彈不得」。科學家認為，這種反應就和有些動物一樣，牠們在發現自己打不贏對方的時候，會本能性做出這個反應（裝死）。但是在人類身上，這個僵住不動的反應並沒有像「戰逃反應」一樣得到那麼多關注，表示我們對這種反應的認識也比較不足。

　　為了更瞭解這種反應，研究員在哥倫布市的俄亥俄州立大學招募了大約 400 名受試者，評估他們的心理反應，並抽血檢驗特定的生理指標長達兩年以上的時間，並於 2007 年將研究結果刊登在《行為治療與實驗精神病學期刊》（*Journal of Behavior Therapy and Experimental Psychiatry*）上。在這項實驗中，實驗者會讓受試者吸入二氧化碳濃度較高的空氣，同時也警告受試者在吸入這種氣體以後，可能會產生一些副作用，例如暈眩、呼吸困難、胸痛等等。在實驗以前，幾乎沒有任何受試者認為自己在壓力下會動彈不得。但受試者戴上面罩並呼吸這種氣體 20 秒以後，大約有八分之一的人表示有動彈不得的感覺。

　　實驗者發現，受試者的反應主要有兩個種類：動彈不得的受試者，通常都比較焦慮，而且皮質醇的基線濃度都比較高。這個實驗結果告訴我們，冥想是降低皮質醇濃度的有效辦法。規則很簡單：做好呼吸，就不會攤掉。

用心

　　呼吸會影響神經系統，既能讓你在混亂的情況下保持冷靜，也能讓你在穩定的情況下把事情搞砸。你可以想想看從夢中醒來的時候會有什麼感覺：雖然你客觀上是在睡覺，但你的心跳和呼吸會和睡眠的時候很不一樣。你的神經系統無法分辨現在面臨的是敵人的伏擊，或只是從惡夢中醒來。

　　如果你能瞭解自己在睡覺時的身體反應，不管是作惡夢或磨牙，都能讓你更清楚自己在潛意識中還會擔心哪些事情，而無論你白天看起來有多麼鎮定，都沒辦法掩蓋這些最真實的身體反應。發現問題、處理問題、持續進步，是一輩子的功課。

韌性

　　傑森・布列茲勒（Jason Brezler）是一名受勳的海軍，他在布魯克林的消防單位服務，同時也是 Leadership Under Fire 團隊的創辦人。他以精簡的方式定義韌性這個詞：「所謂的韌性，就是記取大大小小失敗

的教訓，讓以後執行任務時更加順利。[12]

我之所以會開始教呼吸，不是因為瑜伽界的人邀請，也不是沒事找事做，而是我注意到有一群人非常需要韌性，他們是所謂的第一線人員（例如緊急醫療服務人員、接線員、緝毒人員、消防員、警察、軍人等等），當然也包括醫療照護人員。大概就在那個時候，我認識了蓋比·卡馬爾戈（Gaby Camargo），她的先生是洛米·卡馬爾戈（Romy Camargo），在 1995 年時曾任美軍准尉，現在已經退休。

洛米在 2008 年被派駐到阿富汗的時候，任務因故取消，而極具奉獻精神的他，自願執行一項人道任務。但在執行任務的過程中，洛米受到埋伏，脖子被狙擊槍的子彈擊中。洛米後來被送到華德·里德國家軍事醫療中心（Walter Reed National Military Medical Center），當天剛好也是他太太蓋比的生日。蓋比非常積極，用盡全力幫助先生復健。後來這對夫妻也在坦帕設立了自己的復健中心（Stay In Step），提供最高級和最先進的服務，為全世界的脊椎傷患服務。

> 美國俄亥俄州代頓市（Dayton）警察局的拜倫·布蘭奇（Byron Branch）警官曾說：「重量訓練和武術的經驗，讓我更能體會橫膈膜呼吸的方法，讓我從坐輪椅變成可以靠義肢來行動。」布蘭奇警官也是美國國家輪椅運動代表隊成員之一，他也說：「巴西柔術就是全身性的輪椅擊劍。比賽擊劍的時候我會努力讓對手筋疲力竭，方法就是準確解讀呼吸和動作的效率。[13]」

12 於 2018 年 3 月 10 日私下聯繫。
13 於 2019 年 3 月 30 日訪問。

兄弟情誼是韌性的一種展現

在每一個探討巔峰運動表現的工作坊中，幾乎都會出現韌性這個主題，然後都會討論到賽巴斯蒂安・榮格（Sebastian Junger）的暢銷書《部落》（*Tribe*）、我們的消防弟兄在我們討論的時候得處理多少森林大火、以及受傷軍人返國人數等社會政治議題。

Force Blue 組織是由魯迪・瑞爾斯（Rudy Reyes）和吉姆・瑞特霍夫（Jim Ritterhoff）創立，他們致力將「任務治療」提供給前蛙人（全世界政府都會投資非常大筆的金錢，訓練出最厲害的水下及海洋戰力），方法是讓他們再次接受訓練，並使用新的工具來執行海洋生態保育和修復的工作。瑞爾斯曾經是美國海軍陸戰隊武裝偵察部隊的一員，也曾在伊拉克與阿富汗執行多次任務，回國後曾受創傷後壓力症候群與憂鬱所苦。他指出：「不管是水下或陸上、戰術型或一般型，每一個任務的關鍵都是呼吸。呼吸是身體機制協調的基礎，也是人與人之間相互連結的關鍵。」[14]

> 二戰期間，日本魚雷擊中印第安納波利斯號（Indianapolis）重型巡洋艦，造成超過 900 人喪生，其中很多人是被鯊魚吃掉的。林恩・文森（Lynn Vincent）和莎拉・佛拉迪奇（Sara Vladic）曾寫過一本書，名為《印第安納波利斯》（*Indianapolis: The True Story of the Worst Sea Disaster in U.S. Naval History and the Fifty-Year Fight to Exonerate an Innocent Man*），書中用引人入勝同時也相當揪心的細節，描寫生還者的勇氣與韌性。

14 於 2018 年 4 月 28 日私下聯繫。

堅強與韌性的差別

　　堅強與韌性有什麼差別呢？加拿大基奇納消防局副局長羅伯・馬丁（Rob Martin）說：「對我來說，堅強就是剛硬且沒有彈性。這樣確實可以承受很多苦難和壓力，但完全沒有留給情緒任何空間；而具有韌性的人也能承受一樣的壓力，情緒同時也會產生變化。他們在面對緊急狀況時不僅比較能發揮同理心，也能維持良好的表現。[15]

　　布蘭登・考利（Brendan Cawley）是紐約市 Ladder Company 27 的現役消防員。他在講述「黑色星期日」[16] 從 50 樓高的窗戶跳下來的故事時，前幾分鐘的內容相當幽默，也具有啟發性。在他的演講之前，觀眾先聽了一段收音機廣播，講到火場狀況失控，以及幾位消防隊員面臨了華氏 700 度高溫的火焰，不幸從頂樓摔到地面，當場死亡。當時在建築物底部附近散落著數具屍體，而考利正準備要往下跳。在描述這些細節時，考利非常冷靜，完全不受情緒影響。後來考利在醫院醒來以後，第一個問的問題，就是什麼時候可以返回工作崗位。

　　現在各大公司行號和軍警消單位，都在尋找準確測量韌性的方法。其實原因也很容易理解：韌性夠強的人在面對不利的情況時，比較不會放棄。J. C. 格立克（J. C. Glick）是美國前遊騎兵隊成員，也曾經上過戰場，並著有《陸軍遊騎兵的省思》（*Meditations of an Army Ranger: A Warrior Philosophy for Everyone*）一書。他曾經指出：「韌性的產生，就是在這種你選擇適應而非放棄的時刻。[17]」在我和他私下討論的時

---

15 於 2018 年 2 月 15 日私下聯繫。
16 2009 年 1 月 29 日的紐約每日新聞（New York Daily News）。
17 於 2018 年 6 月 19 日私下聯繫。

候，他繼續跟我分享心理準備的相關主題，這是他從前三角洲部隊成員麥克‧潘諾（Mike Pannone）那邊學到的：「心理準備是可以刻意訓練的，就像做體能訓練、清潔武器、練習障礙賽一樣。心理準備和心態不同，是你透過練習就可以得到，需要時可以拿來使用。我們心中有時候有雜音會破壞我們的韌性，這種雜音會在你面對難關時出現，並告訴你你做不到。心理準備可以讓這種聲音消失。如果你不去練習思考自己的能力，就無法在面對這些雜音時改變你的『心態』……有趣的是，這種堅持下去的能力是人類的本能。只要你已經開始學習走路，就不會因為走路太難而決定放棄。就算我們生來就只能靠自己，也都具備在困境時勇往直前的本能。[18]」

　　讓人具備韌性的關鍵，仍然眾說紛紜。美國海軍陸戰隊認為所謂的韌性就是「耐力」，並將其列為十四項領導特質之一。畢竟這兩者概念很類似，就是克服痛苦、疲勞、壓力和困境等挑戰的能力。軍隊中也有些人認為韌性就是「堅毅」。保羅‧巴爾通（Paul T. Bartone）是退役陸軍上校，也是前西點軍校講師，他認為堅毅的人具備「對生活和工作很高度的奉獻、更高的控制能力、以及對生命中改變和挑戰更高的開放程度。[19]」

　　具備韌性的人不僅更能以開闊的心胸面對改變，甚至還很喜歡改變，因此頂尖的格鬥場館都認為創意思考的能力很重要。《被選中的士兵》（Chosen Soldier: The Making of a Special Forces Warrior）的作者迪克‧考奇（Dick Couch）表示：「特種部隊希望招募的對象，不只是堅

---

18 於 2018 年 10 月 15 日訪談。

19 「性格堅毅可作為軍官領導表現的預測」（Personality Hardiness as a Predictor of Officer Cadet Leadership Performance），1999 年 11 月，RTO MP-55。

忍、聰明、以及善於團隊合作而已。他們更希望找到適應力好且具備彈性的人，在遇到問題時能找到多種方法來應對的人。」

　　談到堅毅的時候，保羅‧巴爾通強調控制感的重要性。戴夫‧格羅斯曼中校是一名演說家，也和其他人合著《暗殺時代》（*Assassination Generation*）一書，他認為堅毅就是所謂的「內部控制的軌跡」，而這個概念其實是來自康乃狄克大學心理學教授朱利安‧羅特（Julian Rotter）。羅特認為，有些人會覺得自己能夠掌握自己大部分的命運。他指出：「你找出可以控制的事情，然後就確實執行；找出無法控制的事情，然後直接放棄。」呼吸法讓我們能夠確實應用「放棄」的概念。史提芬‧索斯維克（Steven Southwick）是耶魯大學醫學院的精神科教授，並著有《韌性：掌握生活最大挑戰的科學》〈*Resilience: The Science of Mastering Life's Greatest Challenges*〉一書，他告訴我們，要妥善面對壓力，就必須具備「觀察思想和情緒，卻不被這些思想和情緒影響的能力……大腦產生的想法足以為你帶來很大的影響，而面對壓力的一大關鍵，就是知道你不需要針對每一個想法都做出回應，而是只要面對該專注的想法就好。」

專家的建議

　　強納森‧法德（Jonathan Fader）著有《生活即運動：頂級運動員教你如何在生活中獲勝》（*Life as Sport：What Top Athletes Can Teach You About How to Win in Life*）一書，奈特‧金瑟（Nate Zinsser）是西點軍校運動表現心理學計畫的負責人。包括這兩位學者在內的許多頂尖心理學家，都在課程中強調呼吸的重要性。

做好呼吸讓你更能控制自己，而且呼吸也是在戰爭這種無法預測且混亂的環境中，你唯一可以控制的事情。如果無法控制好呼吸，你的動作和情緒可能會失控，因此無法瞄準目標，最後導致任務失敗，甚至喪失性命。控制喚醒程度，是生存下來的關鍵，而控制喚醒的最好辦法就是良好的呼吸法。

戴夫‧格羅斯曼中校著有《殺戮與戰鬥》（*On Killing and On Combat*）一書，他認為呼吸是避免前額葉在高壓情況下失控的關鍵。我很喜歡他做的一個類比：「前額葉失控的時候，感覺就好像透過郵筒開口對你家的小狗大喊一樣」。格羅斯曼中校有一個很簡單的建議，就是暫停一下並喝口水。

> 詹姆斯‧羅素（James Roussell）是芝加哥警察局退休局長，他認為「機師禮儀」是你不管在任何情況下，都必須清楚且冷靜執行的行為與規則。羅素曾在美國海軍陸戰隊步兵和情報部門服役 39 年的時間，他的專長是處理幫派相關問題。控制講話的節奏，可以帶來更有效的溝通，但背後的關鍵是控制呼吸，若練習得當，就能在混亂的情況下保持冷靜。掌握自己的呼吸，是你和體內控制系統連結的最佳工具，也讓你能夠以正確的態度追求目標，並讓你在任何狀況下都保持適當的喚醒程度。

請你這樣做

為什麼喝一口水可以讓你冷靜下來呢？因為你必須停止呼吸一兩秒，才能把水吞下去。你活動舌頭幫助吞嚥的這一兩秒，會迫使你避免過度換氣，讓神經系統喘一口氣。喝水強迫你停下來，而這關鍵的幾秒會阻斷恐慌的循環，讓你重新掌控身體。

喚醒控制

珍・貝克（Jen Baker）畢業於美國海軍學院，是約翰霍普金斯大學運動休閒系主任。她曾說：「韌性就是回歸常態的能力……是你反彈並做得更好的能力、以客觀事物取代擔憂的能力、也是度過難關並繼續往前的能力。[20]」珍也補充道：「我的意思不是你不能感到悲傷，因為會有負面情緒表示你投注了很多心力。」貝克利用她軍人的背景、以及對瑜伽和呼吸的相關知識，來培養個人與團隊的韌性 [21]。

韌性：你具備這個特質嗎？

好消息是，你不需要天生就具備這個特質，你可以透過練習得到。安・馬斯騰（Ann Masten）是一名心理學家，也是韌性方面的專家。她在美國心理學家期刊（American Psychologist）裡將韌性描述為「平凡的魔法」，因為韌性可以透過練習和企圖心培養出來。

> 艾爾・李（Al Lee）和唐・坎貝爾（Don Campbell）在他們的著作《完美呼吸》（*Perfect Breathing*）裡明確指出：「對表演藝術家而言，呼吸不僅會影響身體表現的品質，也在恐懼、焦慮、興奮、腎上腺素分泌等控管扮演重要角色。換句話說，呼吸如果控制得宜，可以釋放你的靈感，並在表演中增添更多的創意。」

20 於 2018 年 12 月 10 日訪談。
21 摘自 2019 年 3 月 29 日於美國馬里蘭州安納波利斯的演講。

動態冥想可以提升韌性

　　堅忍的意思是能夠忍受不舒服並完成任務；而韌性則是反彈的能力。如果能在日常生活中融入動態呼吸冥想，你就能同時獲得堅忍與韌性。任何需要你身心變強壯才能克服的挑戰，都會讓你的身心變強壯；而成功會帶來更多的成功。韌性不太一樣，因為韌性是你多快能夠恢復的能力。乍聽之下，你可能不確定自己是否擁有這種能力，但其實你可以將動態恢復融入日常生活，這樣可以促進免疫系統，比其他人更不容易生病；也可以讓你在艱難的一天過後真正恢復（而不是咬牙假裝沒事）；也可以讓你在辛苦訓練的隔天，還能夠感到「清新」，並持續辛苦訓練。

受傷

　　受傷是難免的，感覺就像身體背叛你一樣。不過吸引力法則不適用於受傷，而且為了受傷而思考或計畫，也不會降低受傷的機率。

　　請記住以下幾點：

1. 將呼吸和動態冥想加入日常生活中，來培養你的直覺。你會慢慢能夠分辨，現在到底是你的前額葉皮質叫你把重量放下並休息一下，還是你的腦幹在得到訓練前、補充後，跟「討伐體制樂團」的音樂一起慫恿你進入危險區域。

2. 你受傷的隔天，請一大早就拿著拐杖進健身房。如果你膝蓋受傷，就操爆胸部和背部；如果你肩膀受傷，就擬定好一個月的腿部訓練計畫。如果運動是你生活中不可或缺的部分，這時候

你很可能會產生憂鬱的狀況，所以你最不該做的就是整天廢在家裡。

3. 執行困難的呼吸練習，直到你汗流浹背為止，而且每天都要。你可以練習風箱式呼吸、吐氣暫停、氣球呼吸、冥想等等。受傷的時候你的身體和大腦可能會很不爽，充滿憤怒和堆積如山的淋巴結。此時排除這些廢物，且不會流失體能的最佳辦法，就是練習體內那 10 磅的呼吸肌群。

4. 最後，去做做志工，並多看看這個世界。沒有人想要和一個受傷又脾氣詭異的人相處。這個世界充滿癌症與不公義，你破裂的半月板或扭傷的旋轉肌群會不會好是一回事，但這個世界還是會持續運轉。

疼痛的機制很複雜，牽涉神經受器、神經科學、中樞神經系統、以及呼吸。疼痛的感覺對呼吸模式會有很大的影響，反之亦然。艾爾·李和唐·坎貝爾在《完美呼吸》（*Perfect Breathing*）裡指出：「經歷疼痛的人，常常會做很多次短暫快速的吸氣，然後吐一大口氣。」反過來說，不斷有研究指出，緩慢呼吸本身就是很有效的止痛良方。背後的機制並不清楚，但研究員一直看到類似狀況。《疼痛醫學期刊》（*Pain Medicine*）裡面的一份 2012 年的德國研究指出，部分原因可能是放鬆。研究人員發現，受試者執行深層緩慢呼吸技巧的時候，疼痛的閾值就會升高。也就是說，無論背後的機制為何，對於術後恢復的患者而言，深層呼吸都是長期疼痛與背部疼痛的止痛良方[22]。

---

22 奧哈永（Ohayon）、墨利斯 M（Maurice M）和茱莉亞史汀（Julia Sting）。「德國總人口慢性疼痛盛行率與共病症」（Prevalence and comorbidity of chronic pain in the German general population），2012 年 4 月《疼痛醫學期刊》（*Pain Medicine*）。

"
「肋骨骨折、瘀青、和緊繃，常常導致所謂的頂部呼吸（淺層的垂直呼吸）…伴隨而來的就是橫膈膜的低度使用，以及肋間肌肉的纖維化或產生疤痕組織，造成呼吸功能失調。」 —— Colorado in Motion 的物理治療師約翰・札盤塔（John Zapanta）。
"

「那場車禍讓我斷了一隻腳，而我一直心心念念的，是我還能不能繼續打籃球。如果當時沒做呼吸練習，我很可能會瘋掉。只要想到我落後了、我的體能不見了、以及我只能無助地『等待治療』，讓我感到憂鬱、惱怒、以及焦慮。當時我就開始在病床上學著練習呼吸，當然會流很多汗，讓床單都濕透，但我所得到的強度和腦內啡，都和以前訓練的時候一樣。後來能夠開始復健與游泳以後，我的體能狀況就逐漸有起色，也不會那麼容易感到憂鬱。」——東尼・S（Tony S.）

呼吸可以阻斷壓力

沮喪的人通常呼吸都比較不規律，讓身體的生化反應失衡，並長期處在交感神經主導的狀態。不幸的是，這個狀況會變成一種惡性循環，也就是壓力事件會導致不良的呼吸模式或形態，然後再導致更多的壓力。與其花心思找出原因，還不如想辦法終止這個壓力與焦慮的循環，並避免以輔助肌群主導的不規律呼吸。你可以用深層的水平呼吸來阻斷壓力（或更積極來說，可以在感受壓力上升時用呼吸來控制壓力）。

丹・馬奎爾（Dan McGuire）是一位英國治療口吃的專家，致力於阻斷病人身上的壓力。馬奎爾認為，口吃的人在面對壓力時，橫膈腳會

處在長期收縮的狀態，帶來極大的沮喪感。他指出：「你可以選擇花好幾年的時間忽視恐懼，或好好學習正確利用和橫膈膜。[23]

請記住，心中的聲音只能跟你的大腦「對話」（當你試著說服自己的時候），而如果你的心跳仍然很高，就無法真正冷靜下來。還有一個狀況，就是如心中的聲音不能反映最真實的情形，可能會造成「冒牌者症候群」（就像在打高爾夫球的時候，心中會有一個只是在玩玩的聲音；或在投資金融商品的時候，會覺得只是一堆數字或籌碼而已。）

公開演講是一種運動

你在檢視呼吸機制和肌力時，也可以將公開演講[24]當作一種運動。以下為 BOCA 四個原則的說明：

1. 平衡與能量（B，Balance and Energize）：符合人體生物化學原則的呼吸，會讓你感到更平衡、更充滿能量。擺出好看的姿勢會讓你得到關注，但真正讓你保持冷靜的，是深層的水平呼吸。

2. 學習歌劇演員的呼吸（O，Breathe like an Opera Singer）：學會360 度呼吸法以後，就能夠跟搖滾歌星一樣，用身體的側邊來呼吸。你可以參考瑪麗亞・卡拉絲（Maria Callas）的呼吸法。

3. 避免「啦啦隊症候群」（C，Avoid the "Cheerleader Syndrome"）：如果你是一位老師，並且在跟全班同學喊話時使用狹窄垂直式呼吸的話，長期下來聲帶可能會受損。把呼吸調好，可以讓你的聲音更有穿透力與影響力。

---

23 若想得到更多關於馬奎爾計畫的資訊，可以參考他的著作《越過口吃》〈Beyond Stuttering〉。

24 《聲音瑜伽》（Vocal Yoga）的作者希瑟・萊爾（Heather Lyle）對於說話的呼吸技巧有非常豐富的見解。

4. 聽得見的吐氣（A，Audible Exhale）：重點是要聽得見吐氣的聲音。如果公開演講讓你很焦慮，你就更必須這麼做。如果能以更有效率的方式吸氣，你就能夠把吐氣做得更好，讓你可以優雅地把整句話講完。

常見問題

Q：我感到緊張的時候會過度換氣，而且會用嘴巴來呼吸。我該怎麼辦？

A：只要是和過度呼吸相關的問題，都可以去找派翠克．麥基恩（Patrick McKeown）。麥基恩是菩提格呼吸（Buteyko Breathing）的專家，也非常提倡用鼻子來呼吸。

教練注意事項

要完全避免受傷是不可能的，畢竟年輕運動員受外部誘因影響很大，因此受傷風險比較高，而且他們也幾乎聽不到身體告訴自己該停下來的警訊。

有時候你會懷疑，自己的狀況到底有沒有在變好。根據我們的經驗，一旦感覺「變好」以後，就會開始害怕再度受傷，而這種難過和挫折感，可能會慢慢演變出明顯的憂鬱，甚至到需要看醫生的程度。有時候你會在上場前的小小擔心，最後會變成難以收拾的恐慌；有時候在生命過程中出現不如意時，你會過度使用物質來自我療癒。心理健康是整體健康很重要的一部分，請多花點時間精力來經營。

從運動場到人生舞台

　　根據統計，無論是否在運動場上，運動員很可能都會面對群眾、攝影機、或擔任領導角色。而領導角色都必須講話、演說、激勵、制定規則等等。因此，不管你是否會成為職業選手並在慈善晚會上致詞，你都有教導或啟發別人的機會；而如果你最後成為企業家，你原本具備的強壯與快速的特質，就必須切換成能言善道。

> 阿雷克山卓・西威克（Aleksandra Cwiek）和佩塔拉・瓦格納（Petra Wagner）這兩名德國研究員發現，呼吸的暫停有兩種，分別是非呼吸暫停，以及交替提示 [25]。

聽聽大師怎麼說

　　Switch Playground 的創辦人史提夫・優利亞（Switch Playground）曾說：「如果你告訴我，我要從軍隊的新兵訓練官，變成一個帶著一百人運動、而且還播放動感音樂的體育老師，我會說你應該是瘋了。我曾經是一名新兵訓練官，現在是一名勵志演說家。你可能認為這兩個角色很類似，但其實傳遞訊息的方法完全不同，我根本必須砍掉重練。我在面對一排士兵時，語調、幽默、細節、連結等面向根本就不重要；但在面對觀眾的時候，就必須找到他們會有共鳴的例子、要讓他們喜歡、要

---

25 「研究呼吸暫停與非呼吸暫停的表達功能」（Investigating the communicative function of breathing and non- breathing 'silent' pauses.），2016 年會議論文

聽起來很有智慧、也要在乎他們的反應。我所做的已經遠遠不只是下指令了。[26]」

職業 MMA 選手，也是《生活是片刻》（*Life is a Moment*）一書的作者馬庫斯・科瓦爾（Marcus Kowal）曾說：「我從來不是害羞的人，但現在討論的主題非常隱私。我兒子還很小的時候就被酒駕的人撞死，這件事情當時受到全國矚目。我很難過，同時也必須陪著太太繼續生活下去。後來我籌組了一個改善酒駕法律的非營利組織，背後當然有憤怒和悲傷的成分，同時也代表我必須在強烈的情緒下，清楚表達我想傳遞給大眾的訊息。[27]」

作家兼肌力體能訓練專家傑森・傅洛吉亞指出：「如果你跟二十年前那個愚蠢的我說，我有一天會很喜歡站在人群前面，跟他們分享如何變好來激勵他們並取悅他們，我會覺得你應該瘋了。我以前很害羞，脾氣也不好，只喜歡戴著耳機，聽著大聲的音樂獨自訓練。二十年後的我完全改變，我喜歡和他人互動，不像以前總覺得要獨自一人才有辦法做事。[28]」

知名教練與健身專家唐・薩拉丁諾指出：「我喜歡上現場節目的壓力，畢竟如果是錄影，你會有第二次或第三次機會；但如果是現場互動，你就必須在自己的個性上稍微妥協，在面對各種期望和各種表現自己的方法時見招拆招……我很快就發現自己很喜歡這個挑戰。[29]」

26 於 2019 年 4 月 27 日私下聯繫。

27 於 2019 年 1 月 8 日訪談。我第一本與呼吸相關的書，就是要獻給馬庫斯的非營利組織 Liam's Life，該組織的宗旨是終止酒駕，並支持器官捐贈。

28 於 2019 年 2 月 14 日訪談。

29 於 2019 年 3 月 18 日訪談。

你會一直感到緊張嗎？

如果你觀察一群人講話，大概都會發現某一個人始終處在緊張的狀態，等待空檔加入話題；也會有些人一直屏住呼吸並且越講越快。

請這樣做。朗讀一份好的演講，並練習模仿原本的語調。聽自己的聲音往往很困難，而且也不太舒服，但你要試著練習，習慣聽自己的聲音。

你也必須做功課。也許你為了要提升講話技巧，或準備在婚禮上致詞，已經決定要報名即席演說的課程。戰略武士（Strategic Samurai）的演說顧問金柏莉‧威爾（Kymberlee Weil）指出：「感到焦慮或害怕時，我們常常會停止呼吸或讓呼吸變得很淺，這樣可能會讓焦慮感更嚴重。」

呼吸的解剖構造

圖 3.1（p.43）
橫膈是充滿肌肉及纖維的一道牆，負責連接胸部及腹部，同時將兩者隔開。有些人會將橫膈獨特的形狀比作降落傘、朝下放的碗、浴帽或是水母。

圖 3.2（p.45）
橫膈的解剖構造。橫膈的中心是充滿纖維的中央腱，圍繞四周的則是排列規律的肌肉纖維，附著於整個胸腔的環狀空間。腹橫肌：腹橫肌是橫膈的工作夥伴，收小腹時用到的就是這塊肌肉，會對纖維最粗的肋髂區域產生最大的影響。其實，這個動作不應該由腹橫肌主要出力，否則會對下腹部造成巨大的壓力，而這也就是為什麼我們必須訓練腹橫肌與腹部其他肌肉之間的協調。

圖 3.3（p.47）
腹直肌：腹直肌是唯一不會將白線拉開的腹部肌肉，外側包覆有腹直肌鞘。腹直肌會參與肋骨前側吐氣動作，將胸骨下拉。進行激烈的吐氣動作時，腹直肌會將恥骨提起（這個動作有時是為了完全關閉腹部前側而出現）。使用腹直肌的一大好處是可以在不拉開腹部的狀況下拉動腹部，這是其他腹部肌肉做不到的，如果要在吐氣時收小腹的話，就可以這樣做（想像「從身體前方」做這個動作）。腹直肌會參與每一次吐氣的開頭動作，用下半部的肌肉纖維（有連接其他腹部肌肉的部分）控制並收縮下腹部的前側。

圖 5.1（p.73）
肋間內肌的第一個收縮動作就是將肋骨間的空間收窄，使肋骨相互靠近。

圖 6.2（p.84）

腹肌。此肌肉支撐並環繞在腹部，左右各有四塊。腹直部位於前面，其他三層大肌肉位在兩側相互交疊。

圖 7.1（p.97）

腰椎位於骨盆上方，向上延伸到胸廓，也是後側的腹腔壁的一部分。腰椎總共有五塊，有許多呼吸肌肉附著在上面，包括橫膈、腹橫肌、腰方肌及後下鋸肌。骨盆和胸廓之間由腰椎連接，雖然兩者各自獨立運作，但任何動作都會影響彼此內部的器官，也會影響到呼吸。

圖 7.2（p.99）

骨盆是位於身體軀幹下方的骨骼構造，形狀像是一個容器，容納上方的各種器官，同時也是上接軀幹、下接下肢的環狀結構。骨盆由四塊骨頭組成，包括左右髖骨、薦椎及尾椎。

圖 7.3（p.102）

骨盆的深層肌肉。這些肌肉位於小骨盆（真骨盆），與體內的器官位置較為接近，形成類似吊床的結構，支撐所有骨盆的器官。這些肌肉對於腹壓的變動會有被動（彈性）及主動（強直性）的反應。

圖 11.1（p.155）

腹直肌。腹直肌會參與身體的吐氣動作，進行肋骨前側吐氣時，腹直肌負責將胸骨下拉；進行強烈的吐氣動作時，則會將恥骨下放（這個動作有時是為了完全關閉腹部前側而出現）。如果要在吐氣時收小腹的話，就可以使用腹直肌（想像「從身體前方」做這個動作）。

圖 12.1（p.172）

脊椎。脊椎是人體重要的支撐構造：以頸部和頭部而言，這兩處有許多吸氣肌肉，包括胸鎖乳突肌、斜角肌及後上鋸肌。以胸廓而言，脊椎和胸廓之間透過大約 40 處關節及許多肌肉相連，讓胸廓可以在脊椎周圍移動，卻依然保持正常運作。而腰椎的區域包含許多腹部器官，這些器官會受到橫膈及腹部肌肉的影響。薦椎則是位於骨盆底肌肉附著的骨盆背側。

參考書目

Ancell, Henry. A Treatise on Tuberculosis: The Constitutional Origin of Consumption and Scrofula. Forgotten Books, 2018.

Anderson, Robert H. et al. "Cardiac anatomy revisited." Journal of Anatomy 205 (no. 3) (2004):159–77.

Aschwanden, Christie. What the Athlete in All of Us Can Learn from the Strange Science of Recovery. W. W. Norton & Company, 2019.

Bækkerud, F. H., F. Solberg, and I. M. Leinan. "Comparison of Three Popular Exercise Modalities on V̇O2max in Overweight and Obese." Medicine & Science in Sports & Exercise 48, no. 3 (2016):491–98.

Baker, A. B. "Artificial Respiration, the History of an Idea." Medical History 15, no. 4 (1971):331–51.

Bassett, David R. "Scientific Contributions of A. V. Hill: Exercise Physiology Pioneer." Journal of Applied Physiology 93, no. 5 (2002):1567–82.

Benton, Marc L., and Neil S. Friedman. "Treatment of obstructive sleep apnea syndrome with nasal positive airway pressure improves golf performance." Journal of Clinical Sleep Medicine, 9 (2013):1237–42.

Bompa, Tudor and Carlo Buzzichelli. Periodization Training for Sports. Human Kinetics, 2015.

Borkowski, S., J. C. Bernardo, and G. K. Hung. "Effect of Psychological Pressure on Eye, Head, Heart & Breathing Responses During the Golf Putting Stroke." Journal of Behavioral Optometry 20, no 2 (2009):37–41.

Bowman, Katy. Diastasis Recti: The Whole Body Solution to Abdominal Weakness and Separation. Propriometrics Press, 2016.

Boyd, Jenna et al. "Mindfulness-Based Treatments for Post-Traumatic Stress Disorder: A Review of the Treatment Literature and Neurobiological Evidence." Journal of Psychiatry & Neuroscience 42, no. 1 (2017):7–25.

Bradley, H., and J. Esformes. "Breathing Pattern Disorders and Functional Movement." Journal of Sports Physical Therapy 9, no. 1 (2014):28–39.

Bramble, D. M., and D. E. Lieberman. "Endurance running and the evolution of Homo." Nature 432 (2004):345–52.

Chaline, Eric. The Temple of Perfection: A History of the Gym. Reaktion Books Ltd., 2015.

Cholewicki, J., et al. "Intra-Abdominal Pressure Mechanism for Stabilizing the Lumbar Spine." Journal of Biomechanics 32, no. 1 (1999):13–17.

Coast, J. R., and C. C. Cline. "The effect of chest wall restriction on exercise capacity." Respirology, 9 (2004):197–203.

Coates, Budd with Claire Kowalchik. Running on Air: The Revolutionary Way to Run Better by Breathing Smarter. Rodale Inc., 2013.

Coleman, Loren. Suicide Clusters. Faber & Faber, 1987.

Couch, Dick. Chosen Soldier: The Making of a Special Forces Warrior. Three Rivers Press, 2008.

Cressey, Eric. Maximum Strength. Da Capo Lifelong Books, 2008.

Cuddy, Amy. Presence: Bringing Your Boldest Self to Your Biggest Challenges. Little, Brown and Company, 2015.

Cwiek, A., and P. Wagner. "Investigating the communicative function of breathing and non-breathing 'silent' pauses." Conference paper, 2016.

Dempsey, J., et al. "Consequences of Exercise-Induced Respiratory Muscle Work." Respiratory Physiology & Neurobiology 151, no. 2–3 (2006):242–50.

Divine, Mark. Unbeatable Mind. Create Space Independent Publishing Platform, 2015.———. The Way of the SEAL. Reader's Digest, 2018.

Dooley, Kathy. An Inner Journey. Create Space Independent Publishing Platform, 2016.

Draper, N., et al. "Effects of Active Recovery on Lactate Concentration, Heart Rate and RPE in Climbing." Journal of Sports Science & Medicine 5 (2006):97–105.

European Lung Foundation. "Your lungs and exercise." Breathe 12, no. 1 (2016):97–100.

Evans, Janet. Total Swimming. Human Genetics, 2007.

Fader, Jonathan. Life as Sport: What Top Athletes Can Teach You About How to Win in Life. Da Capo Lifelong Books, 2016.

Falsone, Sue. Bridging the Gap from Rehab to Performance. On Target Publishers, 2018.

Farhi, Donna. The Breathing Book. Holt Paperbacks, 1996.

Ferruggia, Jason. Fit to Fight. Avery, 2008.

Finn, C. "Rehabilitation of Low Back Pain in Golfers: From Diagnosis to Return to Sport." Sports Health 5, no. 4 (2013):313–19.

Frank, C., et al. "Dynamic Neuromuscular Stabilization & Sports Rehabilitation." International Journal of Sports Physical Therapy 8 (2013):62–73.

Froning, Rich. First: What It Takes to Win. Tyndall House Publishers, 2013.

Gaines, Thomas. Vitalic Breathing. Kissinger Publishing, 2003.

Galpin, Andy. Unplugged: Evolve from Technology to Upgrade Your Fitness, Performance and Consciousness. Victory Belt Publishing, 2017.

Glick, J. C., and Alice Atalanta. Meditations of an Army Ranger: A Warrior Philosophy for Everyone. Lightning Press, 2019.

Goosey-Tolfrey, V., E. Foden, and C. Perret. "Effects of Inspiratory Muscle Training on Respiratory Function and Repetitive Sprint Performance in Wheelchair Basketball Players." British Journal of Sports Medicine 44 (2010):665–68.

Gothe, Neha P., et al. "The Effects of an 8-week Hatha Yoga Intervention on Executive Function in Older Adults." Journals of Gerontology 69, no. 9 (2014):1109–16.

Graham, Deborah, and Jon Stabler. The 8 Traits of Champion Golfers: How to Develop the Mental Game of a Pro. Simon & Schuster, 1999

Grossman, David. On Killing: The Psychological Cost of Learning to Kill in War and Society. Back Bay Books, 2009.———. Assassination Generation. Little, Brown and Company, 2016.

Haj Ghanbari, B., et al. "Effects of respiratory muscle training on performance in athletes: a systematic review with metaanalyses." Journal of Strength and Conditioning Research 27, no. 6 (2013):1643–63.

Hidden, N. R., W. H. Finch, D. Leib, and E. L. Dugan. "Effects of Fatigue on Golf Performance." Sports Biomechanics 11, no. 2 (2012):190–96.

Hildebrandt, L. K., et al. "Cognitive Flexibility, Heart Rate Variability, and Resilience Predict Fine-grained Regulation of Arousal During Prolonged Threat." Psychophysiology (2016):880–90.

Hill, E. E., et al. "Exercise and circulating cortisol levels: The intensity threshold effect." Journal of Endocrinological Investigation 31, 7 (2008):587–91.

Hyson, Sean. The Men's Health Encyclopedia of Muscle. Rodale, 2018.

Ikuo, Homma and Yuri Masaoka. "Breathing rhythms and emotions." Experimental Physiology, 2008.

Jensen, K., S. Jørgensen, and L. Johansen. "A metabolic cart for measurement of oxygen uptake during human exercise using inspiratory f low rate." European Journal of Applied Physiology, vol. 87 (2002):202–14.

Jerath, R., et al. "Physiology of Long Pranayamic Breathing: Neural Respiratory Elements May Provide a Mechanism That Explains How Slow Deep Breathing Shifts the Autonomic Nervous System." Medical Hypotheses 67, no. 3 (2006):566–71.

John, Don. Now What: The Ongoing Pursuit of Improved Performance. On Target Publications, 2017.

Junger, Sebastian. Tribe. Twelve, 2016.

Kapus, J., A. Usaj, and M. Lomax. "Adaptation of endurance training with a reduced breathing frequency." Journal of Sports Science & Medicine 12, no. 4 (2013):744–52.

Kardian, Steve. New Superpower for Women. Touchstone, 2017.

Kenney, Bradford. Shaking Medicine. Destiny Books, 2007.

Kilding, A. E., S. Brown, and A. K. McConnell. "Inspiratory Muscle Training Improves 100 and 200 m Swimming Performance." European Journal of Applied Physiology 108 (2010):505–11.

Klentrou, P., J. Slack, and B. Roy. "Effects of Exercise Training with Weighted Vests on Bone Turnover and Isokinetic Strength in Postmenopausal Women." Journal of Aging and Physical Activity 15 (2007):287–99.

Kufahl, Pamela. "IHRSA Reports 57 Million Health Club Members, $27.6 Billion in Industry Revenue in 2016." Club Industry, April 14, 2017, p. 4.

Lee, Al, and Don Campbell. Perfect Breathing: Transform Your Life One Breath at a Time. Sterling Publishing, 2009.

Lee, Diane. The Pelvic Girdle. Churchill Livingston, 2010.

Liebenberg, L. "Persistence Hunting by Modern Hunter Gatherers." Current Anthropology 47, no. 6 (2006):1017–26.

Lieberman, Philip and Robert McCarthy. "Tracking the Evolution of Language and Speech." Expedition Magazine (Penn Museum) 49, no. 2 (2007):15–20.

Lin, H. C., C. S. Chou, and T. C. Hsu. "Stress Fractures of the Ribs in Amateur Golf Players." Zhonghua Yi Xue Za Zhi 54, no. 1 (1994):33–37.

Lloyd, Robin. "Gasping for Air." Scientific American 316 (2017):26–27.

Lomax, M. "Inspiratory muscle training, altitude and arterial oxygen desaturation: A preliminary investigation." Aviation Space, and Environmental Medicine, 81, no. 5 (2010):498–501.

Lopes, Felipe A. S., et al. "The effect of active recovery on power performance during the bench press exercise." Journal of Human Kinetics 40 (2014):161–69.

Lyle, Heather. Vocal Yoga. Blue Cat Music and Publishing, 2010.

Macklem, P. T., R. G. Fraser, and W. G. Brown. "Bronchial Pressure Measurements in Emphysema and Bronchitis." Journal of Clinical Investigations 44 (1965):897–905.

MacLean, Katherine A., et al. "Intensive Meditation Training Improves Perceptual Discrimination and Sustained Attention." Psychological Science 21, no. 6 (2010):829–39.

Masten, Ann S. "Ordinary magic: Resilience processes in development." American Psychologist 56, no. 3 (2001):227–38.

McConnell, Alison. Breathe Strong, Perform Better. Human Kinetics, 2011.——. Respiratory Muscle Training: Theory and Practice. Churchill Livingston, 2013.

McDermott, W. J. et al. "Running training and adaptive strategies of locomotor-respiratory coordination." European Journal of Applied Physiology 89 (2003):435–45.

McGill, Stuart M. Low Back Disorders. Human Kinetics, 2015.——. Ultimate Back Fitness and Performance. Stuart McGill, 2004.

McGlashan, Lara. "Amelia Boone: The Queen of Pain." Muscle & Per for mance. September 26, 2017.

McGuire, David. Beyond Stammering. Souvenir Press Ltd., 2003.

Melnychuk, C. M., et al. "Coupling of Respiration and Attention via the Locus Coeruleus: Effects of Meditation and Pranayama." Psychophysiology 55 (2018):124–33.

Michaelson, Joana, et al. "Effects of Two Different Recovery Postures During High-Intensity Interval Training." Journal of the American College of Sports Medicine 4, no. 4 (2019): 23–27.

Mika, Anna. "Comparison of Recovery Strategies on Muscle Performance After Fatiguing Exercise." American Journal of Physical Medicine & Rehabilitation 86, no. 6 (2007):474–81.

Monplaisir, Marc. The Complete Rowing Machine Workout Program. Front Runners Publications, 2014.

Mumford P. W., A. C. Tribby, and C. N. Poole. "Effect of Caffeine on Golf Performance and Fatigue During a Competitive Tournament." Medicine & Science in Sports & Exercise 48, no. 1 (2016):132–38.

Myers, Thomas W. Anatomy Trains: Myofascial Meridians for Manual and Movement Therapists. Churchill Livingston, 2014.

Neumann, D., et al. "The relationship between skill level and patterns in cardiac and respiratory activity during golf putting." International Journal of Psychophysiology 72 (2019):276–82.

Noakes, Tim. "Fatigue Is a Brain-Derived Emotion That Regulates the Exercise Behavior to Ensure the Protection of Whole Body Homeostasis." Frontiers in Physiology 3, no. 82 (2012):216–38.

Ogden, C., et al. "Mean Body Weight, Height, and Body Mass Index, United States 1960–2002." ADV Data 347, no. 1 (2004):1–17.

Ohayona, M. M. and J. Sting. "Prevalence and comorbidity of chronic pain in the German general population." Journal of Psychiatric Research 45, no. 4 (2012):444–50.

Pacenski, Tony. A Story of Invisible Power. Create Space Independent Publishing Platform, 2016.

Paulson, Erik, et al. Rough and Tumble: The History of American Submission. Blue Plate Books, 2010.

Peper, Erik. "Biofeedback, breathing and health." Biofeedback Federation of Europe, November 2017.

Peper, E. et al. "Which quiets the mind more quickly and increases HRV: Toning or mindfulness?" NeuroRegulation, 6, no. 3 (2019):128–33.—— et al. "The Physiological Correlates of Body Piercing by a Yoga Master: Control of Pain and Bleeding." Subtle Energies & Energy Medicine Journal 14, no. 3 (2005):223–37.

Philippen, P. B. and B. H. Lobinger. "Understanding the Yips in Golf: Thoughts, Feelings, and Focus of Attention in YipsAffected Golfers." The Sport Psychologist 26 (2012):325–40.

Potkin, R., et al. "Effects of glossopharyngeal insuff lation on cardiac function." Journal of Applied Physiology 103, no. 3 (2007):823–27.

Puthoff, M. L., B. J. Darter, D. H. Nielsen. "The Effect of Weighted Vest Walking on Metabolic Responses and Ground Reaction Forces." Journal of Medicine & Science in Sports & Exercise 38, no. 4 (2006):746–52.

Reyes, Rudy. Hero Living: Seven Strides to Awaken Your Infinite Power. Celebra, 2010.

Riccio, Lucius. Golf's Pace of Play Bible. Three/45 Golf Association, 2013.

Rippetoe, Mark. Starting Strength: Basic Barbell Training. The Aasgaard Company, 2007.

Rogers, April J., et al. "Obstructive Sleep Apnea Among Players in the National Football League: A Scoping Review." Journal of Sleep Disorders & Therapy 6, no. 5 (2017):278–82.

Romer, L. M., A. K. McConnell, and D. A. Jones. "Effects of Inspiratory Muscle Training on Time-Trial Performance in Trained Cyclists." Journal of Sports Sciences 20, no. 7 (2002):547–90.
——."Specificity and Reversibility of Inspiratory Muscle Training." Medicine & Science in Sports & Exercise 35, no. 2 (2003): 237–44.

Rooks, J. D., et al. "We Are Talking About Practice: The Inf luence of Mindfulness vs. Relaxation Training on Athletes' Attention and Well-Being over High-Demand Intervals." Journal of Cognitive Enhancement 1 (2017):1–41.

Sandow, Eugen. Life Is Movement. Create Space Independent Publishing Platform, 2012.

Sarno, John. The Mindbody Prescription. Warner Books, 1999.

Schmidt, Norman B., et al. "Exploring Human Freeze Responses to a Threat Stressor." Journal of Behavior Therapy and Experimental Psychiatry 39, no. 3 (2007):292–304.

Sharma, G., and J. Goodwin. "Effect of Aging on Respiratory System Physiology and Immunology." Clinical Interventions in Aging 1, no. 3 (2006):253–60.

Sheel, A. W., P. A. Derchak, and D. F. Pegelow. "Threshold effects of respiratory muscle work on limb vascular resistance." American Journal of Physiology-Heart and Circulatory Physiology

282 (2002):1732–38.

Sheridan, Sam. A Fighter's Heart: One Man's Journey Through the World of Fighting. Grove Press, 2008.

Smith, Stew. The Complete Guide to Navy SEAL Fitness. Hatherleigh Press, 2008.

Southwick, Steven. Resilience: The Science of Mastering Life's Greatest Challenges. Cambridge University Press, 2012.

Superrich, B., H. Fricke, and M. Marées. "Does respiratory muscle training increase physical performance? "Military Medicine 174, no. 9 (2009):977–82.

Starrett, Kelly. On Becoming a Supple Leopard. Victory Belt Publishing, 2015.

Streeter, Chris, et al. "Effects of Yoga on Thalamic Gamma-Aminobutyric Acid, Mood and Depression: Analysis of Two Randomized Controlled Trials." Neuropsychiatry 8, no. 6 (2018): 1923–28.

Thomson, A. "The Role of Negative Pressure Ventilation." Archives of Disease in Childhood 77 (1997):545–58.

Tong, T. K., and P. K. Chung. "The Effect of Inspiratory Muscle Training on High-Intensity, Intermittent Running Performance to Exhaustion." Applied Physiology, Nutrition, and Metabolism 33 (2008):671–81.

Tsai, Jang-Zern, et al. "Left-Right Asymmetry in Spectral Characteristics of Lung Sounds Detected Using a Dual-Channel Auscultation System in Healthy Young Adults." Sensors 17, no. 6 (2017):13–23.

Tsatsouline, Pavel. Kettlebell Simple & Sinister. StrongFirst, Inc., 2013.——. The Naked Warrior. Dragon Door Publications, 2003.

Tyagi, A., and M. Cohen. "Yoga and Heart Rate Variability: A Comprehensive Review of the Literature." International Journal of Yoga 9, no. 2 (2016):97–113.

Valcheva, Zornitsa, et al. "The role of mouth breathing on dentition development and formation." The Journal of IMAG 24, no. 1 (2018):1878–82.

Vasiliev, Vladimir, with Scott Meredith. Let Every Breath . . . Secrets of the Russian Breath Masters. Russian Martial Art, 2006.

Verges, S., P. Fiore, and G. Nantermoz. "Respiratory Muscle Training in Athletes with Spinal Cord Injury." International Journal of Sports Medicine (2009):193–212.

Verstegen, Mark, with Pete Williams. Core Performance: The Revolutionary Workout Program to Transform Your Body. Rodale, 2004.

Vickers, Joan. "Neuroscience of the Quiet Eye in Golf Putting." International Journal of Golf Science 1 (2012):2–9.

Vincent, Lynn, and Sara Vladic. Indianapolis: The True Story of the Worst Sea Disaster in U.S. Naval History and the Fifty-Year Fight to Exonerate an Innocent Man. Simon & Schuster, 2018.

Volker, Busch, et al. "The Effect of Deep and Slow Breathing on Pain Perception, Autonomic Activity, and Mood Processing—An Experimental Study," Pain Medicine 13, no. 2, (2012):215–228.

Walker, William (aka Yogi Ramacharaka). Hatha Yoga. Cornerstone Publishers, 2015.

Weitzberg, E., and Jon O. N. Lundberg. "Humming Greatly Increases Nasal Nitric Oxide." American Journal of Respiratory and Critical Care Medicine 166 (2002):144–45.

West, J. B., R. R. Watson, and Z. Fu. "The Human Lung: Did Evolution Get It Wrong?" European Respiratory Journal 29 (January 2007):11–17.

Wilmer, Henry H. B., et al. "Smartphones and Cognition: A Review of Research Exploring the Links Between Mobile Technology Habits and Cognitive Functioning." Frontiers in Psychology, 8 (2017):1–16.

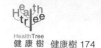

HealthTree
健康樹 健康樹 174

健身者╳運動員呼吸訓練全書

Breathing for Warriors：Master Your Breath to Unlock More Strength,
Greater Endurance, Sharper Precision, Faster Recovery, and an
Unshakable Inner Game

作　　　　　者	貝里沙・凡尼許博士（Dr. Belisa Vranich）
	布萊恩・賽賓（Brian Sabin）
譯　　　　　者	王啟安、王品淳
封　面　設　計	張天薪
版　面　設　計	theBAND・變設計－ Ada
行　銷　企　劃	蔡雨庭・黃安汝
出版一部總編輯	紀欣怡

出　　版　　者	采實文化事業股份有限公司
業　務　發　行	張世明・林踏欣・林坤蓉・王貞玉
國　際　版　權	鄒欣穎・施維真・王盈潔
印　務　採　購	曾玉霞
會　計　行　政	李韶婉・許俶瑀・張婕莛
法　律　顧　問	第一國際法律事務所　余淑杏律師
電　子　信　箱	acme@acmebook.com.tw
采　實　官　網	www.acmebook.com.tw
采　實　臉　書	www.facebook.com/acmebook01

I　S　B　N	978-626-349-170-0
定　　　　　價	500 元
初　版　一　刷	2023 年 3 月
劃　撥　帳　號	50148859
劃　撥　戶　名	采實文化事業股份有限公司
	104 台北市中山區南京東路二段 95 號 9 樓
	電話：(02)2511-9798　傳真：(02)2571-3298

國家圖書館出版品預行編目 (CIP) 資料

健身者 X 運動員呼吸訓練全書 / 貝里沙. 凡尼許 (Belisa
Vranich), 布萊恩 . 賽賓 (Brian Sabin) 著；王啟安譯.
-- 初版 .-- 臺北市：
采實文化事業股份有限公司 , 2023.03
304 面；17 ＊ 23 公分 . -- (健康樹；174)
譯自：Breathing for warriors : master your breath to
unlock more strength, greater endurance, sharper
precision, faster recovery, and an unshakable inner
game
ISBN 978-626-349-170-0(平裝)

1.CST: 呼吸法 2.CST: 健康法

411.12　　　　　　　　　　112000276

Copyright © 2020 by Dr. Belisa Vranich and Brian Sabin,
This translation published by arrangement with Foundry
Literary + Media through Andrew Nurnberg Associates
International Ltd.
Traditional Chinese edition copyright © 2023 by ACME
Publishing Co., Ltd.
All rights reserved.

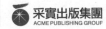